Kay Bartrow

50 Workouts

Raus aus der Schmerzfalle

Die effektivsten Übungsreihen gegen Beschwerden in Nacken, Rücken, Hüften, Knien und Füßen

riva

Bibliografische Information der Deutschen Nationalbibliothek:
Die Deutsche Nationalbibliothek verzeichnet diese Publikation in der Deutschen Nationalbibliografie.
Detaillierte bibliografische Daten sind im Internet über http://dnb.d-nb.de abrufbar.

Für Fragen und Anregungen
info@rivaverlag.de

Wichtige Hinweise
Dieses Buch ist für Lernzwecke gedacht. Es stellt keinen Ersatz für eine individuelle medizinische Beratung dar und sollte auch nicht als solcher benutzt werden. Wenn Sie medizinischen Rat einholen wollen, konsultieren Sie bitte einen qualifizierten Arzt. Der Verlag und der Autor haften für keine nachteiligen Auswirkungen, die in einem direkten oder indirekten Zusammenhang mit den Informationen stehen, die in diesem Buch enthalten sind.

Ausschließlich zum Zweck der besseren Lesbarkeit wurde auf eine genderspezifische Schreibweise sowie eine Mehrfachbezeichnung verzichtet. Alle personenbezogenen Bezeichnungen sind somit geschlechtsneutral zu verstehen.

Originalausgabe
2. Auflage 2023

Türkenstraße 89
80799 München
Tel.: 089 651285-0
Fax: 089 652096

Redaktion: Susanne Schneider
Umschlaggestaltung: Manuela Amode
Bildnachweis: Illustrationen auf dem Umschlag und im Innenteil: evoletics – ein Produkt der science on field GmbH
Layout: Meike Herzog, www.alpsee-design.de
Satz: Daniel Förster, Belgern
Druck: Florjancic Tisk d.o.o., Slowenien
Printed in the EU

ISBN Print 978-3-7423-2086-5
ISBN E-Book (PDF) 978-3-7453-1862-3
ISBN E-Book (EPUB, Mobi) 978-3-7453-1861-6

Wir produzieren nachhaltig
www.m-vg.de

Weitere Informationen zum Verlag finden Sie unter

www.rivaverlag.de

Beachten Sie auch unsere weiteren Verlage unter www.m-vg.de

Inhalt

Schmerzen – das musst du wissen

1

Bewegung hilft

Bewegung ist für die meisten schmerzhaften Erkrankungen eine sogenannte medizinische »First-Line Empfehlung«. Also etwas, das du mitunter als Erstes tun solltest. Gerade bei Rücken-, Nacken- oder Gelenkschmerzen sind selbstwirksame Bewegungsübungen besonders effektiv. Aktive Bewegung ist das beste Mittel zur Selbsthilfe bei Schmerzen, immer verfügbar, und ganz nebenbei bietet Bewegung, Übung, Training – oder wie man das Kind sonst noch benennen will – riesige Mengen an gesundheitswirksamen Zusatzeffekten. Angefangen bei einer möglichen Schmerzreduktion über ein aktiveres Immunsystem, bessere Vitalwerte (Herzfrequenz, Atmung, Blutdruck etc.) und nicht zuletzt die Prävention von vielen Zivilisationserkrankungen (Herz-Kreislauf-Erkrankungen, Atemwegserkrankungen, Infektionen) bis hin zur Senkung deines persönlichen Herzinfarkt- oder Schlaganfallrisikos. Etwa 80 bis 90 Prozent aller Schmerzen sind unspezifisch, das heißt, es gibt keine erkennbare Ursache, keine Verletzung, die eine plausible Erklärung dafür liefert. Wenn keine spezifische Verletzung vorliegt, gibt es auch keinen Grund für eine besondere Schonung oder gar längere Inaktivität: Jede Bewegung zählt. Let's work out.

Spezifische Schmerzen

Wenn Körpergewebe verletzt ist, gibt es einen greifbaren Grund für Schmerzen und wir haben sogenannte »spezifische« Schmerzen. Also einen Schmerz, für den es eine sichtbare oder erkennbare Ursache, einen offensichtlichen Grund gibt. Dazu gehören Muskel-, Sehnen- oder Kapselverletzungen genauso wie Prellungen oder Knochenbrüche. Glücklicherweise ist dein Körper sehr robust und solche Verletzungen sind verhältnismäßig selten.

Unspezifische Schmerzen

Viel häufiger sind dagegen unspezifische Schmerzen, für die eine Ursache oder ein Grund (noch) nicht gefunden werden kann. Bei Rückenschmerzen liegt diese Verteilung bei circa 80 bis 90 Prozent unspezifischen Schmerzen zu 10 bis 20 Prozent spezifischen Schmerzen. In der Praxis sieht das häufig so aus: Du gehst mit Rückenschmerzen zum Arzt. Dort wird untersucht, ein Röntgenbild oder auch eine MRT-Aufnahme gemacht und danach kommt raus: »Es gibt keinen erkennbaren Grund für die Rückenschmerzen – es sieht alles altersentsprechend aus.« Bei Knie-, Hüft- oder Schulterschmerzen sieht es ähnlich aus, meist ist keine körperliche Ursache erkennbar, eine medizinische Diagnose kann nicht gestellt werden. Denn nicht jeden Schmerz kann man direkt auf struktureller Ebene, zum Beispiel durch eine erkennbare Verletzung, erklären.

Schmerzen und ihre Ursachen

Die Ursachen für Schmerzen sind tatsächlich vielschichtiger, als gemeinhin angenommen wird. Dabei spielt es erst mal keine Rolle, welches Gelenk oder welcher Muskel schmerzt. Schmerz ist ein wichtiges Alarmsignal, das uns vor allem den Wunsch des Organismus nach Veränderung anzeigt. Mit Schmerzen möchte uns der Körper etwas sagen. In der direkten Übersetzung ist das in etwa so zu verstehen: »Ich bin momentan unzufrieden mit der Gesamtsituation. Bitte ändere etwas.« Und Schmerz hat nicht immer etwas mit Verletzung zu tun. Schmerz wird dann empfunden, wenn die Summe aller Wahrnehmungen eine bestimmte Grenze übersteigt. Jeder Mensch hat einen individuellen Schwellenwert für unangenehme Empfindungen und auch für das Fühlen von Schmerz, der sich von Tag zu Tag verändern kann. Zudem lässt sich die Schmerzgrenze auch durch Gefühle verändern. Menschen, die negative Gefühlswelten durchleben – zum Beispiel Krankheit, Streit mit dem Lebenspartner, Stress am Arbeitsplatz, kranke Kinder –, sind dichter an einem Schmerzerleben als Menschen, bei denen positive Gefühle vorherrschen, die also zum Beispiel frisch verliebt sind, erfolgreich ein berufliches Projekt abgeschlossen haben oder bei denen die Hochzeit der Kinder bevorsteht. Je mehr Schmerz begünstigende Faktoren bei dir vorhanden sind, desto größer ist das Risiko, chronische Schmerzen zu entwickeln.

Körperliche Schmerztreiber	Psychische Schmerztreiber
• Einseitige Körperhaltungen • Kein Sport (zu wenig Ausgleich) • Schlechter Trainingszustand • Zu wenig Flüssigkeit (geringe Trinkmenge) • Unzureichende Atmung • Geringe Beweglichkeit, Kraft, Ausdauer • Krankheit	• Stress, Mobbing • Perfektionismus • Streit (mit Lebenspartner, Arbeitskollegen oder Nachbarn) • Depressionsneigung • Berufliche Unter- oder Überforderung • Finanzielle Sorgen • Ängste

Schmerzen sind unangenehm und lästig. Sie behindern dich in der Aktivität, trüben deine Gedanken und jeder hätte sie lieber heute als morgen wieder los. Es gibt keinen wirklich passenden Moment für einen Schmerz, und dennoch müssen wir uns irgendwie damit arrangieren, denn es ist schon damit zu rechnen, dass jeder irgendwann einmal in seinem Leben Schmerzen haben wird.

Schmerzen beurteilen schafft Kontrolle

Jeder Schmerz ist anders und eigentlich auch nicht vergleichbar. Ein Grund dafür, warum Menschen ihre Schmerzen unterschiedlich wahrnehmen, sind die Schmerztreiber. Diese sind bei jedem Betroffenen in unterschiedlicher Dosierung und Intensität vorhanden, werden individuell beurteilt und lösen somit unterschiedlich starke Schmerzen oder Einschränkungen aus. Eine gute Möglichkeit, Schmerzen messbar und damit auch vergleichbar zu machen, ist die sogenannte 10er-Skala. Dabei bewertest du deine Schmerzen von 0 = »gar kein Schmerz« bis 10 = »der schlimmste Schmerz, den du dir vorstellen kannst«.

0	1	2	3	4	5	6	7	8	9	10

Schmerzbeurteilung ist immer individuell, stark situations- und tagesformabhängig. Ein wichtiger Vorteil der Bewertung liegt in der Vergleichbarkeit. So kannst du die Veränderungen deines Schmerzes messbar machen und erhältst damit die Möglichkeit, Veränderungen überhaupt wahrzunehmen. Es macht einen großen Unterschied, ob du einen Schmerz in der Stärke 2 verspürst oder einen mit der Stärke 7. So kannst du auch die Wirkung deines Übungsprogrammes besser beurteilen und mit der Zeit Übungen finden, die bei dir bessere Effekte zeigen und dir wirklich helfen, Schmerzen deutlich zu reduzieren oder sogar schmerzfrei zu werden.

Die Summe aller Informationen macht das Problem

Kommen viele ungünstige Faktoren – wie langes Sitzen am Arbeitsplatz, langes Pausieren von gezielten Körperübungen, ein Nacken, der sich wie eine Betonplatte anfühlt, zu wenig getrunken zu haben, beruflicher Zeitdruck, um das Projekt noch fertig zu bekommen, Ärger mit dem Lebenspartner, eine längere »Durststrecke«, ohne dass Erholung absehbar wäre, weil der nächste Urlaub noch nicht in Sicht ist, ein krankes Kind und dann eine ruckartige Bewegung beim Bücken – zusammen, ist der Genickschmerz perfekt. Die ruckartige Bewegung ist dann der berühmte Tropfen, der das Fass zum Überlaufen bringt und den Schmerz letztlich auslöst. Aber alle anderen Faktoren ebnen diesem Tropfen den Weg. Du kannst diese Faktoren rechtzeitig positiv beeinflussen, zum Beispiel durch regelmäßige körperliche Aktivität und ein paar Übungen, die deine Muskeln aktiv lockern, indem du mehr trinkst, am Schreibtisch die Haltung häufiger veränderst, dir ein besseres Zeitmanagement angewöhnst und indem du regelmäßig Atemübungen machst. So kannst du dir viele Schmerzzustände tatsächlich ersparen.

Pro-entzündlicher Zustand als wichtiger Schmerzfaktor

Eine der gewichtigsten Ursachen für eine Schmerzwahrnehmung ist ein sogenannter pro-entzündlicher Zustand deines Körpers oder einzelner Körpergewebe. Damit dein Körper bestmöglich funktionieren kann, braucht er Bewegung. Nur wenn der Brustkorb beweglich ist und die Atemmuskulatur effektiv arbeitet, kannst du dich und deinen Körper über die Atmung optimal mit Sauerstoff versorgen. Sauerstoff wird über das Blut aufgenommen und mit einer effektiven Bewegung des Blutes (Durchblutung) in deinem Körper verteilt. Freigesetzte Botenstoffe starten auf Zellebene minütlich Hunderttausende wichtiger Prozesse (Stoffwechsel), die alle durch Bewegung angetrieben und am Laufen gehalten werden. Ändert sich die Zusammensetzung bestimmter Stoffe im Körper, kippt das Gewebemilieu und der Körper gerät in einen pro-entzündlichen Zustand. Dadurch werden ungünstige Informationen in dein Nervensystem übermittelt und du wirst sensibilisiert für negative Wahrnehmungen, womit sich schließlich ebenfalls das Schmerzerleben intensiviert. Diese Mechanismen gelten sowohl für Nackenschmerzen als auch für Knie-, Hüft-, Schulter-, Ellbogen- oder Weichteilschmerzen. Diese Prozesse kannst du mit ein wenig Bewegung positiv beeinflussen und zu deinen Gunsten verändern. Entzündungen im Körper sind nicht nur lästig und schmerzhaft, sondern können außerdem die Entstehung von Arthrose begünstigen.

Arthrose – häufig ein Verständnisproblem

Nach neuesten Erkenntnissen handelt es sich bei Arthrose nicht nur um Verschleiß oder Abnutzung einzelner Gewebe. Vielmehr handelt es sich um eine langfristige geringe Entzündung der Gelenkoberfläche, die von einem aus dem Gleichgewicht geratenen Immunsystem und den bereits beschriebenen Schmerztreibern körperlich und psychisch befeuert wird. Das Gewebe gerät in einen pro-entzündlichen Zustand. Nicht jeder verengte Gelenkspalt ist ein unabänderliches Schicksal und nicht wirklich die einzige Ursache für deine Schmerzen. Es gibt viele Menschen mit sehr deutlichen sogenannten arthrotischen Veränderungen, die keine oder nur sehr geringe Schmerzen und Einschränkungen haben. Dagegen gibt es Menschen mit starken Schmerzen, aber vergleichsweise geringen Veränderungen an den betroffenen Gelenken. Diese physischen Veränderungen, die im Röntgen- oder MRT-Bild sichtbar werden, haben nicht zwingend etwas mit deinem Schmerz zu tun. Verabschiede dich von allgemeinen Aussagen wie »Mit der Arthrose können Sie die Dinge von früher nicht mehr machen« oder »Bei Ihnen reibt Knochen auf Knochen, da können Sie nichts mehr tun«. Veränderungen an deinen Gelenken sind so normal wie graue Haare oder Hautfalten. Gelenke und der Gelenkknorpel brauchen Bewegung und Belastung. Dein Körper wird auf Bewegung und Aktivität positiv reagieren und sich anpassen, indem du einen Zuwachs an Kraft, Beweglichkeit und Ausdauer an dir beobachten wirst. In dem Maße, wie diese Parameter zunehmen, wirst du gleichzeitig weniger Schmerzen verspüren. Mach dir keine Sorgen, diese Veränderungen anzugehen und aktiv zu werden – es gibt keine falschen Übungen, lass dich nicht verunsichern. Die Dosis macht immer das Gift. Gib deinem Körper Zeit, Zuwendung und Aufmerksamkeit und die richtigen Übungen, die er benötigt, um stärker zu werden und Schmerzen hinter sich zu lassen.

Bewältigungsstrategien bei Schmerzen

Schmerzen gehören zum Leben – die Art und Weise, wie Schmerzen dein Leben beeinflussen, kannst du jedoch mit ein wenig Übung verändern und besser kontrollieren. Wer Schmerzen hat, fühlt sich diesen häufig hilflos ausgeliefert, und es fehlt an Möglichkeiten, das Heft selbst in die Hand zu nehmen und die Kontrolle wiederzuerlangen. Du hast grundsätzlich zwei Bewältigungsstrategien, sogenannte Copingstrategien (von englisch *to cope*, »bewältigen«, »meistern«) zur Auswahl, deinen Schmerzen gegenüberzutreten.

Passive Copingstrategien

Darunter sind alle Maßnahmen zu verstehen, bei denen du nicht selbst aktiv wirst, wie zum Beispiel Entlastung, Massagen, Ruhe, Hinlegen, Medikamente, Spritzen, die Einnahme homöopathischer Mittel wie Globuli, Magnetfeld- oder Elektrotherapie, auch transkutane elektrische Nervenstimulation, kurz TENS. Wenn du allerdings ausschließlich auf passive Hilfen setzt, begibst du dich in eine besondere Art von Abhängigkeit und gibst die Kontrolle über deine Probleme ab, ohne selbst Verantwortung zu übernehmen. Wer nur auf passive Hilfen setzt, hat ein deutlich höheres Risiko, chronische Schmerzen zu entwickeln.

Aktive Copingstrategien

Mit Maßnahmen, die eine aktive Beteiligung erfordern, wie zum Beispiel Krafttraining, Yoga, Pilates, Atemübungen, Entspannungstechniken (autogenes Training, progressive Muskelentspannung nach Jacobson, Feldenkrais), Spazierengehen an der frischen Luft oder spezielle Übungen, übernimmst du selbst die Verantwortung. Hier bist du aktiv und lernst, wieder die Kontrolle über deinen Körper zu gewinnen und die Vorgänge in deinem Körper zu verbessern. Du bist der Chef in deinem Körper und bestimmst mit deiner aktiven Herangehensweise, was passiert.

Deine körpereigene Schmerzapotheke

Es ist ein offenes Geheimnis, dass dein Körper unter bestimmten Bedingungen eine eigene Medizin gegen Schmerzen bereitstellen kann. Dieses Kunststück schafft er mithilfe deiner körpereigenen Schmerzapotheke. Der Fachausdruck dafür lautet »endogene Schmerzhemmung«. *Endogen* bedeutet in diesem Zusammenhang so viel wie »aus sich selbst entstanden« und der Begriff »Schmerzhemmung« stellt eine Möglichkeit zur Reduktion und Kontrolle von Schmerzen in Aussicht. Der Türöffner zu dieser körpereigenen Schmerzkontrolle ist einfache körperliche Bewegung. Durch Bewegung, auch in Form von Übungen oder Training, kommt es im zentralen Nervensystem zur Freisetzung einer ganzen Reihe von körpereigenen Schmerzmitteln. Vor allem werden dabei in bestimmten Teilen des Gehirns, nämlich in der Hypophyse und im Hypothalamus, sogenannte endogene Opioide (Endorphine), Serotonin, Noradrenalin und Dopamin freigesetzt. Diese Botenstoffe (Hormone) zirkulieren im Körper und reduzieren zumindest für eine bestimmte Zeit das Ankommen von Gefahrensignalen aus anderen Körpersystemen, die zu Schmerzwahrnehmungen beitragen können. Diese Stoffe reduzieren also die Summe der Signale und bringen diese unter deinen kritischen Schwellenwert für Schmerzwahrnehmung. Ein weiterer Punkt, der für dich an der Schmerzkontrolle arbeitet, ist die normale Reaktion deines Körpers auf Bewegung. Dein Herzschlag (Puls) steigt und passt sich an die Belastung an. Deine Atemfrequenz wird sich erhöhen und sogar der Blutdruck und die Durchblutungsgeschwindigkeit werden sich anpassen. Diese neuen Informationen und Meldungen werden dein Nervensystem zusätzlich vom Schmerz ablenken.

Vorteile der körpereigenen Schmerzapotheke

Das Aktivieren und Perfektionieren der körpereigenen Schmerzapotheke hat entscheidende Vorteile gegenüber vielen anderen Heilmitteln und Hilfsstrategien. Bewegung steht dir immer, an sieben Tagen der Woche und über die gesamten 24 Stunden an jedem Tag, zur freien Verfügung. Bewegungsübungen und körperliches Training sind rezeptfrei und ohne Zuzahlung, auch an Sonn- oder Feiertagen, ohne lästige Öffnungszeiten, möglich.

Dass Bewegung allgemein gesundheitswirksame positive Effekte entfalten kann, ist hinlänglich bekannt. Diese Effekte zeigen sich zunächst durch die direkten Trainingswirkungen: in einer Steigerung deiner Kraft, in einer verbesserten Ausdauerfähigkeit und einer größeren Beweglichkeit. Diese körperlichen Trainingsmerkmale beziehungsweise Leistungsfaktoren haben jedoch noch weitere Auswirkungen auf unsere Körpergesundheit. Ein stärkerer, beweglicher und ausdauernder Körper ist deutlich resistenter gegen eine Vielzahl von Krankheiten wie zum Beispiel Herz-Kreislauf-Erkrankungen oder Erkrankungen des Atemsystems. Auch das Herzinfarkt- oder Schlaganfallrisiko kann durch regelmäßige Bewegung nachhaltig reduziert werden. Sogar das Risiko einer banalen Erkältung oder anderer Infektionskrankheiten kann durch Übungen und Training und ein dadurch gestärktes Immunsystem verringert werden.

Es ist also allemal besser, eine aktive Strategie zu wählen und dich zu bewegen, um damit die vielfältigen gesundheitlichen Wirkungen von Bewegung für dich nutzbar zu machen, als dich zu schonen und der Passivität hinzugeben. Die Kunst besteht darin, so viel zu tun und deinen Körper so weit zu fordern, dass er sich an die neuen Herausforderungen anpassen kann, und ohne ihn zu überfordern. Es genügt, wenn das Training deinen Körper zu einer Anpassung oder einer Stärkung veranlasst. Für jeden gibt es die passende Strategie. Es geht nicht darum, Höchstleistungen zu vollbringen, sondern lediglich darum, ein wenig besser, das heißt etwas beweglicher, etwas kräftiger, etwas ausdauernder … zu werden, als du es jetzt gerade bist. Das Ziel sollte also lauten: Jede Woche oder jeden Tag ein kleines Stückchen besser werden. Das ist die nachhaltigste, effektivste und einfachste Strategie gegen deine Schmerzen.

Wichtig in diesem Zusammenhang ist: Diese Reaktionen und Abläufe deines Körpers müssen geübt und trainiert werden. Erwarte nicht von Anfang an eine perfekte Reaktion auf dein Bewegungsprogramm. Dein Körper muss diese Kettenreaktion der positiven Auswirkungen erst kennenlernen, also gib ihm Zeit, und die Effekte werden sich langsam, aber sicher einstellen.

Training bei Schmerzen

Das Wichtigste zuerst: Training ist sicher, auch mit Schmerzen. Ungewohnte körperliche Aktivität kann durchaus schmerzhaft sein, ohne gleich gefährlich zu werden. Jeder Sportler kennt dieses Gefühl von nachlassendem Trainingsschmerz. Dabei ist vor allem der Faktor »unbekannte Belastung« entscheidend. Neue Reize lösen starke Wahrnehmungen und Reaktionen im Körper aus. Dein Körper muss dabei vor allem erst mal diese neuen Reize kennenlernen und dann eine geeignete Reaktionsstrategie entwickeln. Dies geschieht in den ersten vier bis sechs Wochen mit einer neuen Belastung oder mit neuen Übungen und Bewegungen. Sobald dein Körper diese neue Aktivität besser kennengelernt hat, wird der Reiz zunehmend »uninteressanter« und die Reaktion darauf entspannt sich. Aus medizinischen Studien ist bekannt, dass in den ersten vier bis sechs Wochen durch Krafttraining bei Arthrosepatienten bis zu 25 Prozent mehr Schmerzen entstehen können, bevor die Schmerzen dann deutlich nachlassen. Bei Arthrose können die Schmerzen durch kontinuierliches Training um mehr als 50 Prozent reduziert werden. Wichtige Kriterien dabei sind vor allem die Reaktionen deines Körpers während und nach einem Training.

Schmerzen während des Trainings

Es kann durchaus sein, dass du wegen der neuen Reize während deines Trainings bei bestimmten Bewegungen oder Übungen mehr Schmerzen wahrnimmst. Diese sollten nach dem Beenden der Übung auch direkt wieder nachlassen. Wenn dies so passiert, kannst du die Übung ohne Bedenken durchführen. Bleiben die verstärkten Schmerzen länger bestehen, reduziere bei diesen Übungen die Anzahl der Wiederholungen. Versuche, während des Trainings bei einem Schmerzlevel zwischen 0 und 3 auf der 10er-Skala zu bleiben. Treten beim Training leichte Schmerzen in diesem Bereich auf, ist diese Wahrnehmung völlig normal und zeigt einen angemessenen Umgang deines Körpers mit Trainingsreizen und neuen Belastungen. Ein neues Training darf unbequem für deine Muskeln und Gelenke werden, denn du möchtest ja auch Wirkungen erzielen. Dein Körper kann lernen, mit Training und neuen Bewegungen umzugehen und diese Reize zu deinem Vorteil umzusetzen. Wird der Schmerz während des Trainings intensiver und steigt auf der Schmerzskala auf 4 oder 5, ist diese Reaktion ebenfalls noch akzeptabel. Wenn du dich in diesem Bereich dennoch unsicher fühlst, reduziere deine Trainingsintensität, bis das Schmerzlevel wieder zwischen 0 und 3 liegt. Passe dazu andere Faktoren, wie im nachfolgenden Abschnitt dargestellt, an. In den Bereich von 6 bis 10 solltest du während des Trainings, zumindest am Anfang, jedoch nicht unbedingt kommen.

Schmerzen nach dem Training

Wenn das Training deinen Schmerz verstärkt hat, sollte dieser innerhalb von 24 Stunden wieder auf dein gewohntes Schmerzlevel absinken. Hast du einen Tag nach den Übungen noch ein verstärktes Steifigkeitsgefühl oder leichte Schmerzen, solltest du die Intensität der Übungen etwas nach unten korrigieren. Wenn du mit den im Folgenden beschriebenen Variationen bei den Übungen in deinem Training spielst, kannst du deine Schmerzen besser kontrollieren und steuern.

So kannst du deine Schmerzen beim Training beeinflussen

Du kannst die Intensität deines Trainings mit einfachen Mitteln anpassen. Du hast bei jeder Übung immer die Möglichkeit, deine Trainingsparameter anzupassen, das heißt das Bewegungsausmaß, die Pausenzeiten zwischen den Wiederholungen oder den einzelnen Durchgängen (Sätzen) oder das Trainingsgewicht.

Trainingsparameter	So wird's intensiver	So wird's leichter
Bewegungsausmaß	Große Bewegung mit langem Hebel	Kleine Bewegung mit kurzem Hebel
Pausenzeiten zwischen den Sätzen	Kürzere Pausen	Längere Pausen
Frequenz (Pause zwischen den Wiederholungen)	Kurze Pausen (mehr Wiederholungen in derselben Zeit)	Längere Pausen (weniger Wiederholungen in derselben Zeit)
Trainingsgewicht	Höheres Trainingsgewicht	Geringeres Trainingsgewicht

Zudem hast du immer auch die Wahl, welche Übungen du durchführst. Wenn du bei einzelnen Übungen ein ungutes Gefühl hast oder bei bestimmten Übungen mehr Schmerzen entstehen, kannst du diese auch vorerst zurückstellen oder davon einfach weniger Wiederholungen machen. Dann führst du bevorzugt die Übungen durch, bei denen du ein besseres Gefühl oder weniger Schmerzen hast.

Manchmal hilft es auch schon, nur die Reihenfolge der Übungen in einem Training zu verändern. Wenn du deinen Körper mit angenehmeren Übungen vorbereitest, folgt meist auch eine größere Toleranz gegenüber weniger angenehmen Übungen. Über deine Körperhaltung während des Trainings hast du auch noch ein effektives Mittel, die Wirkung von Übungen auf deinen Körper zu beeinflussen. Führe Übungen in verschiedenen Körperhaltungen durch. Viele Übungen kannst du beispielsweise sowohl sitzend als auch stehend ausführen. Achte während der Übung außerdem auf eine aufgerichtete Körperhaltung und variiere diese anhand deiner Empfindungen während deines Trainings. Das bedeutet, du bleibst so aufgerichtet wie möglich, solltest aber auch so symptomfrei wie möglich trainieren und passt deine Körperhaltung gegebenenfalls so an beziehungsweise variierst sie, damit das möglich ist.

Umgang mit den Workouts

Bevor du mit dem Training startest, lies dir die folgenden Abschnitte zum Umgang mit den Workouts durch. So lernst du, die Trainingseinheiten und Übungen mit der richtigen Intensität und dem richtigen Trainingslevel zu wählen, um optimale Erfolge zu erzielen.

Trainingslevel 1 bis 3

1. Basisworkouts – 10 Workouts mit leichter Intensität, gut geeignet für Anfänger und Einsteiger (Trainingsneulinge)
2. Intermediate – 20 Workouts für Fortgeschrittene mit mittlerer Intensität
3. Progressive Workouts – 20 Workouts für Geübte mit höherer Intensität

Die 50 Workouts sind so aufgebaut, dass die Belastung steigt. Die ersten Workouts sind als Einstieg gedacht, mit dem du deinen Körper mit moderater Intensität an kontinuierliche Bewegung gewöhnst und die Reaktionen deines Körpers kennenlernen kannst. Zu Beginn deines Trainings sind diese Erfahrungen sehr wichtig. Damit kannst du die für dich passende Intensität und Häufigkeit deines Trainings festlegen. So entwickelt sich dein Training mit deiner Leistungsfähigkeit und bringt dich von den Basisworkouts sicher zu den Progressive Workouts, zu mehr Leistungsfähigkeit und weniger Schmerz. Du kannst die Workouts wöchentlich der Reihe nach durchführen – eine Woche: ein Workout. Oder du entscheidest dich für mehr Abwechslung und machst größere Sprünge in der Reihe. Wenn du bereits erste Trainingserfahrungen gesammelt hast, kannst du auch ausgewählte Workouts verbinden oder die Übungen aus den Workouts individuell mischen. So entsteht ein spezielles Workout mit deinen Lieblingsübungen. Meine Empfehlung: Wenn du mit körperlichem Training anfängst, bleibe in den ersten vier bis sechs Wochen bei den Basisworkouts, bevor du die weiteren Workouts ausprobierst.

Wähle Workouts aus, die zu deinen Bedürfnissen, deiner Tagesform und deinem Trainingszustand passen. Deshalb findest du hier ein paar weitere wichtige Tipps, wie du aus deinem Training ein individuelles Workout-Erlebnis machst.

Variabilität nutzen

Du musst die Übungen am Anfang nicht zwingend im vollen Bewegungsausmaß durchführen. Du kannst die Bewegungsgröße jederzeit anpassen und die Bewegungen vorsichtig ausbauen. Starte mit einer kleinen Bewegung und steigere dich im Laufe deines Trainings bis zum vollen Bewegungsausmaß.

Wiederholungen und Sätze

So stellst du deine individuelle Wiederholungszahl für die Übungen ein: Führe die Übungen mit der jeweils angegebenen Anzahl an Wiederholungen und Sätzen durch. War dieses Gefüge zu intensiv, reduziere die Wiederholungen und Sätze. War es hingegen zu leicht für dich, darfst du bei jedem Training um fünf bis zehn Prozent steigern, bis du die passende Anzahl an Wiederholungen gefunden hast.

Umfang vor Intensität

Eine sehr gute Trainingsstrategie besteht darin, zunächst deinen Trainingsumfang zu steigern, bevor du die Intensität erhöhst. Eine Umfangsteigerung bringt dir eine stabile Basis in den Bereichen Ausdauer, Kraft und Beweglichkeit und somit eine optimale Grundlage für ein Training mit höheren Intensitäten. Umfangsteigerungen realisierst du, indem du mehr Wiederholungen oder mehr Durchgänge (Sätze) von den einzelnen Übungen machst. Im nächsten Schritt steigerst du dann die Intensität, indem du zum Beispiel dein Trainingsgewicht erhöhst oder die Pausen zwischen den Sätzen reduzierst.

Abwechslung bringt's – ein Feuerwerk an Trainingsreizen

Für weitere neue Trainingsreize und damit dein Training interessant bleibt, kannst du ganz einfach die Reihenfolge der Übungen in den Workouts verändern. Mal von vorne nach hinten, dann umgekehrt oder vogelwild durcheinander. Dein Körper gewöhnt sich nämlich auch an die Reihenfolge der ausgeführten Übungen und reduziert mit der Zeit die Reaktionen darauf. Jedes Mal wenn du die Reihenfolge veränderst, ergeben sich neue und wieder interessante Reize für deinen Körper und das Training wird wieder effektiver.

Diese Infos stecken in den Workout-Tabellen

Wdh. = Anzahl der Wiederholungen einer Übung in einem Satz beziehungsweise einem Durchgang
Sätze = Anzahl der Sätze beziehungsweise Durchgänge einer Übung
Pause = Erholungsphase zwischen den einzelnen Sätzen und den Übungen

Die Workouts

2

1 In Bewegung kommen

Trainingsdauer: 10–12 Minuten
Trainingsziel: Bewegung spüren
Anwendung: bei Schmerzen in Rücken, Nacken, Schulter, Hüfte, Knie

1 2 3

	Übung	Zu beachten	Wdh.	Sätze	Pause in Sek.	Seite
1	Armschwingen	dynamisch	20–25	2	30	121
2	Zehen- und Fersengang	dynamisch	je 20 Schritte	2	30	128
3	Kleine Windmühle	dynamisch	12–15 pro Seite	2	40	124
4	Knieheben	dynamisch	18–20	2	50	128
5	Diagonales Arm- und Beinheben	dynamisch	18–20	2	50	126

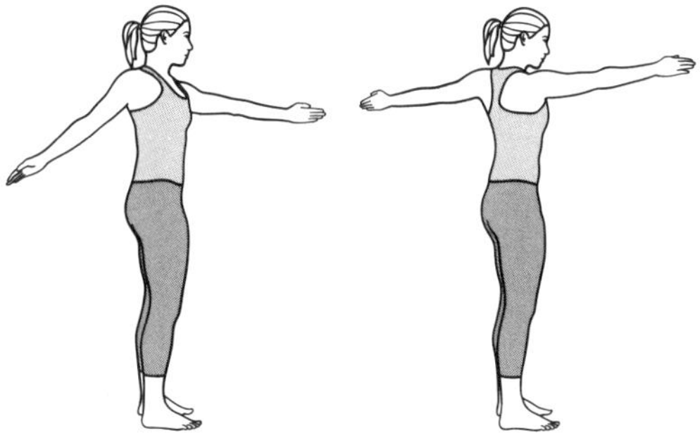

1 Armschwingen

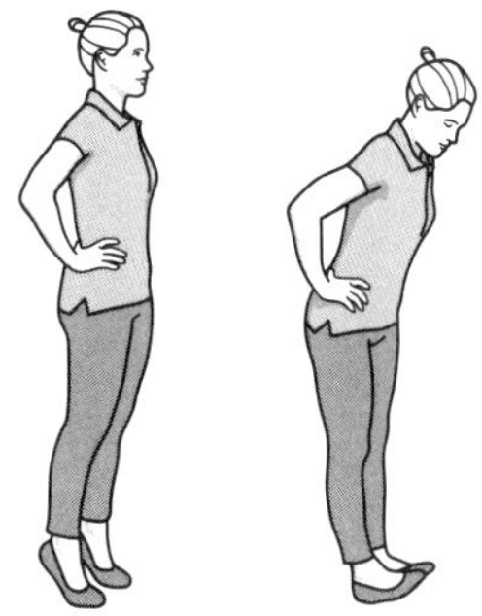

2 Zehen- und Fersengang

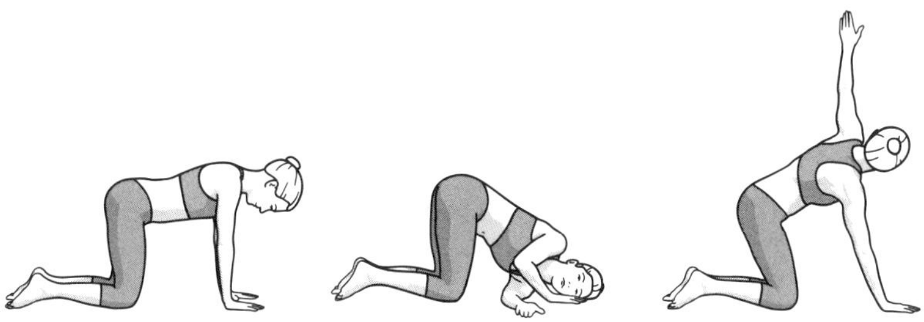

3 Kleine Windmühle

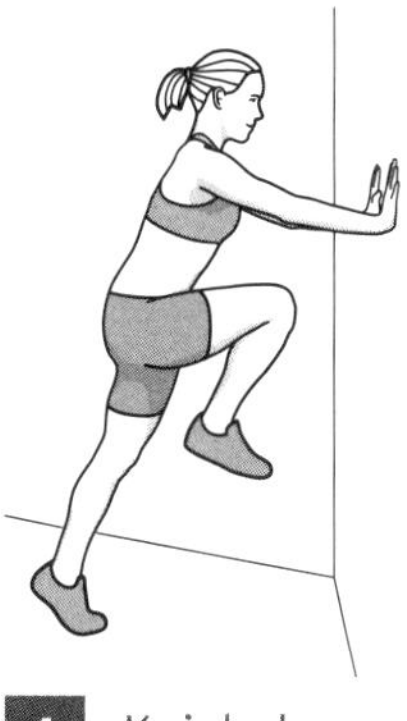

4 Knieheben

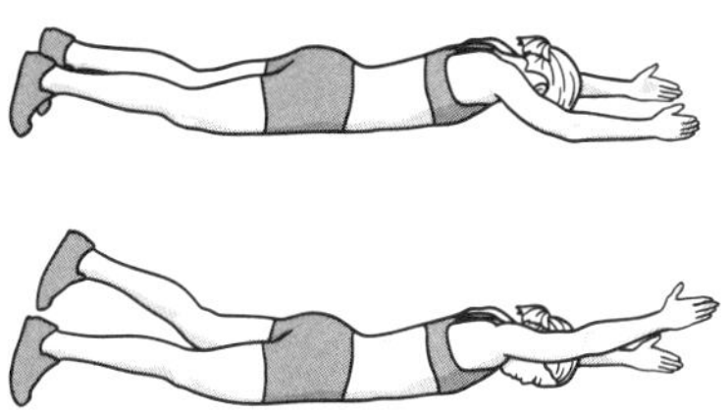

5 Diagonales Arm- und Beinheben

2 Körperwahrnehmung 1

Trainingsdauer: 12–14 Minuten
Trainingsziel: den unteren Teil des Körpers wahrnehmen und spüren
Anwendung: präventiv, bei allen Schmerzarten – bei akuten Schmerzen mit reduzierten Wiederholungszahlen –, zur Entspannung
Equipment: Tennisball oder Faszienball

1 2 3

	Übung	Zu beachten	Wdh.	Sätze	Pause in Sek.	Seite
1	Beinschieber	dynamisch	25–30	2	30	120
2	Beinrückseite und Hüftbeuger	dynamisch	20 je Seite	3	30	129
3	Knie anwinkeln in der Bauchlage	dynamisch	10 je Seite	3	30	120
4	Fußsohlen-Rollout	dynamisch	20 pro Seite	2	30	143
5	Grätschsitz	statisch für 20–30 Sek. halten	10	1	30	131

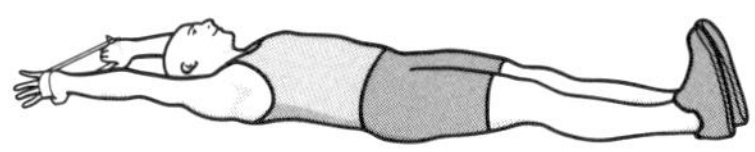

1 Beinschieber

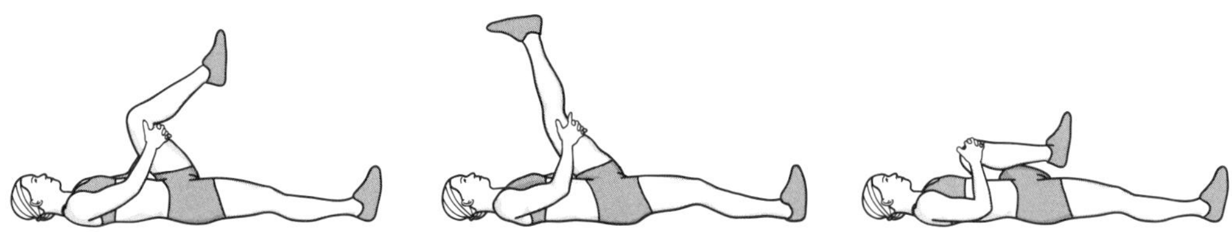

2 Beinrückseite und Hüftbeuger

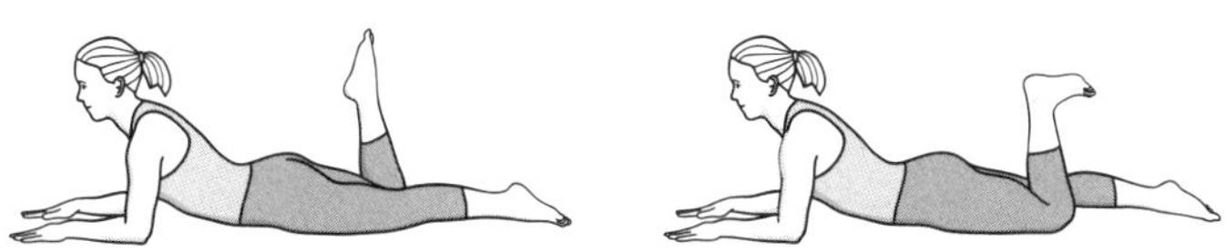

3 Knie anwinkeln in der Bauchlage

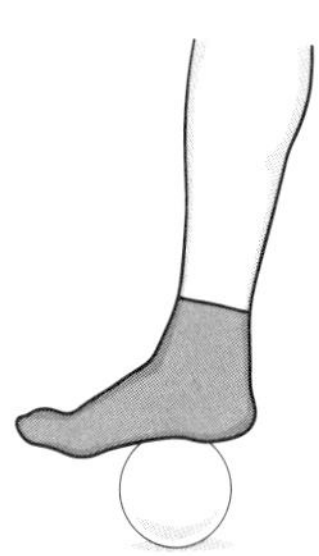

4 Fußsohlen-Rollout

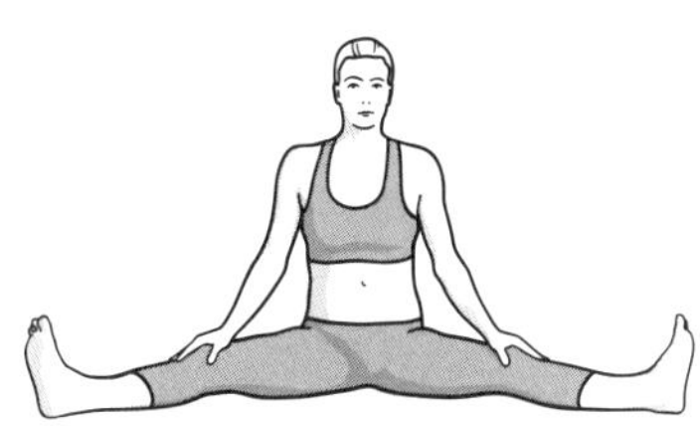

5 Grätschsitz

3 Körperwahrnehmung 2

Trainingsdauer: 14 Minuten
Trainingsziel: den oberen Teil des Körpers wahrnehmen und spüren
Anwendung: präventiv, bei allen Schmerzarten – bei akuten Schmerzen mit reduzierten Wiederholungszahlen –, zur Entspannung

1 2 3

	Übung	Zu beachten	Wdh.	Sätze	Pause in Sek.	Seite
1	Oberkörperdrehung mit angewinkelten Beinen	dynamisch	25–30 pro Seite	2	30	130
2	Päckchenlage	statisch für 4–5 Sek. halten	10–12	3	20	121
3	Miniwindmühle	dynamisch	10-12 pro Seite	3	30	126
4	Schulterzug	dynamisch	18–20	2	30	131
5	Rumpfzug	dynamisch	25–30	2	30	120

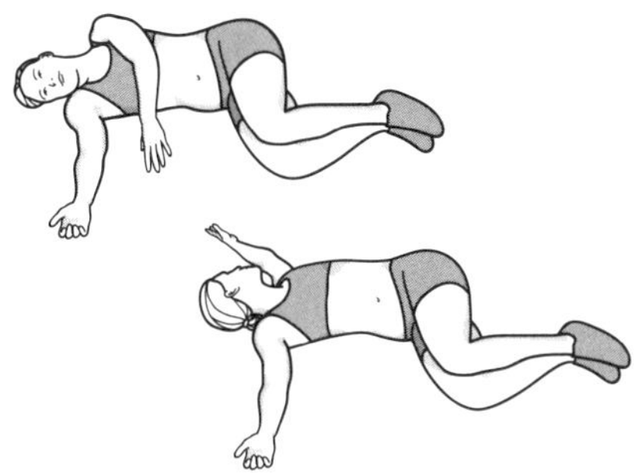

1 Oberkörperdrehung mit angewinkelten Beinen

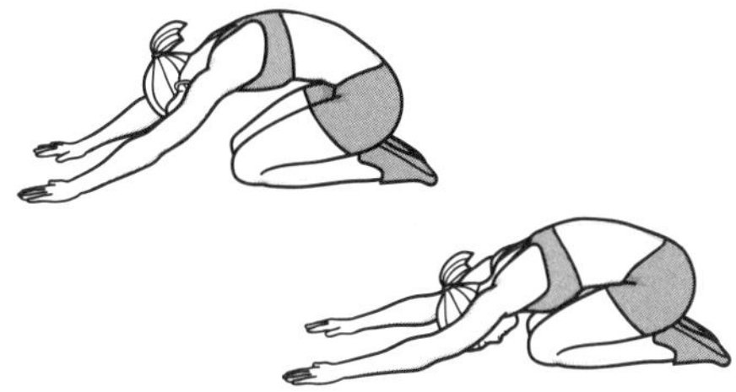

2 Päckchenlage

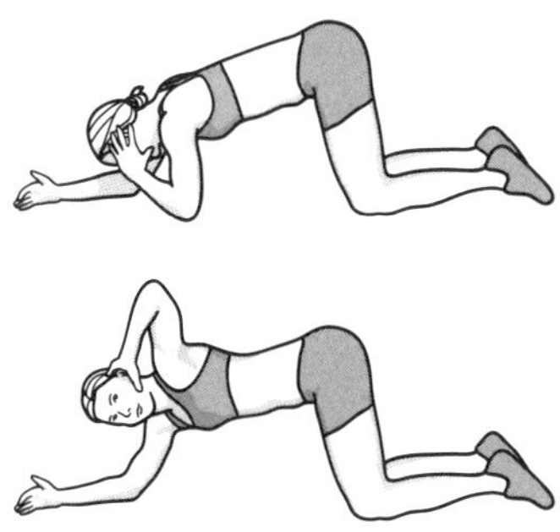

3 Miniwindmühle

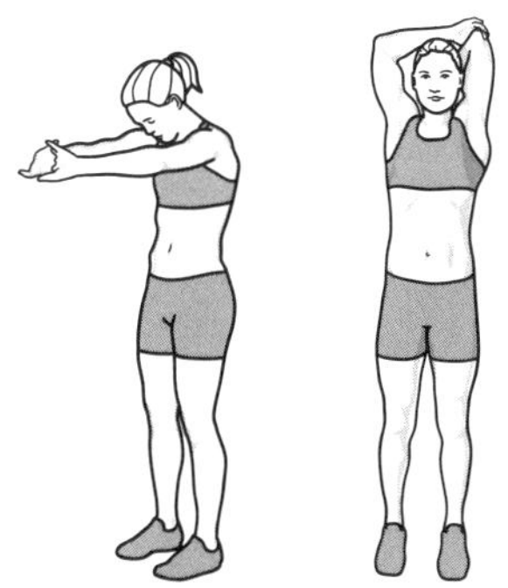

4 Schulterzug

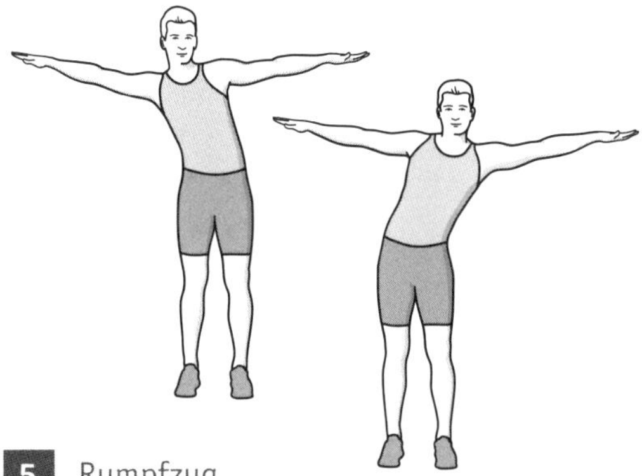

5 Rumpfzug

4 Einmal quer durch den Körper

Trainingsdauer: 14 Minuten
Trainingsziel: alle Gelenke deines Körpers wahrnehmen und bewegen
Anwendung: präventiv, bei allen Schmerzarten – bei akuten Schmerzen mit reduzierten Wiederholungszahlen –, zur Mobilisation
Equipment: Stuhl

1 2 3

	Übung	Zu beachten	Wdh.	Sätze	Pause in Sek.	Seite
1	Hüft-Twist	dynamisch	15 pro Seite	2	20	125
2	Ausfallschritte mit Oberkörpergegendrehung	dynamisch	15 pro Seite	2	30	127
3	Knieheben	dynamisch	15 pro Seite	2	30	128
4	Schulterdehnung	statisch für 3–5 Sek. halten	10 pro Seite	2	10	130
5	Sprunggelenkmobilisation	dynamisch	15 pro Seite	2	20	123
6	Seitsitz	dynamisch	20	3	20	122
7	Armdrehen	dynamisch	20	2	20	121
8	Rekeln	dynamisch	20	2	20	136

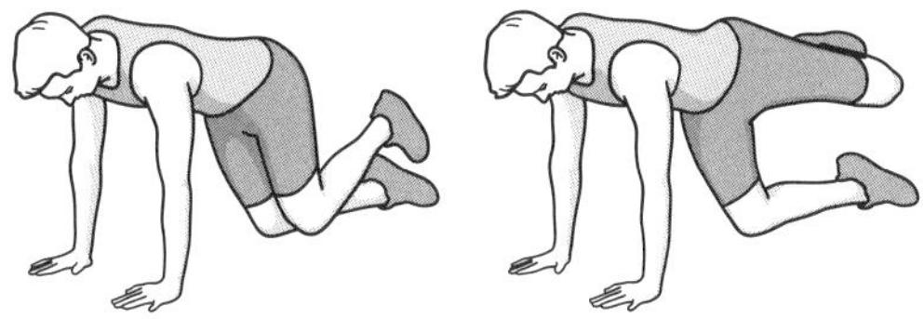

1 Hüft-Twist

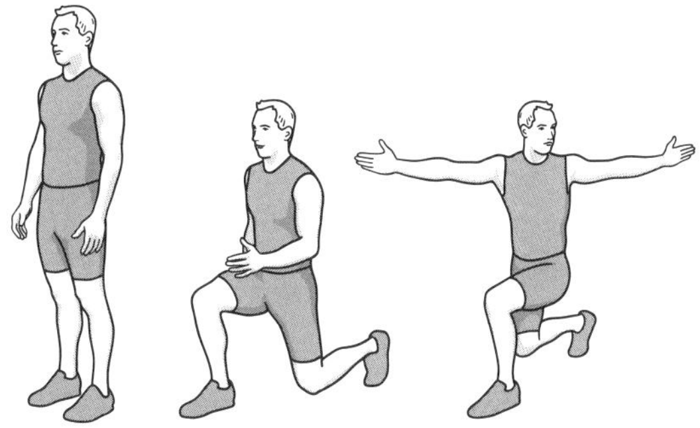

2 Ausfallschritte mit Oberkörpergegendrehung

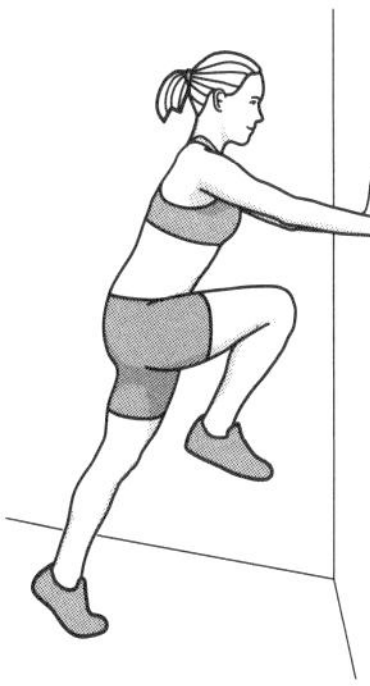

3 Knieheben

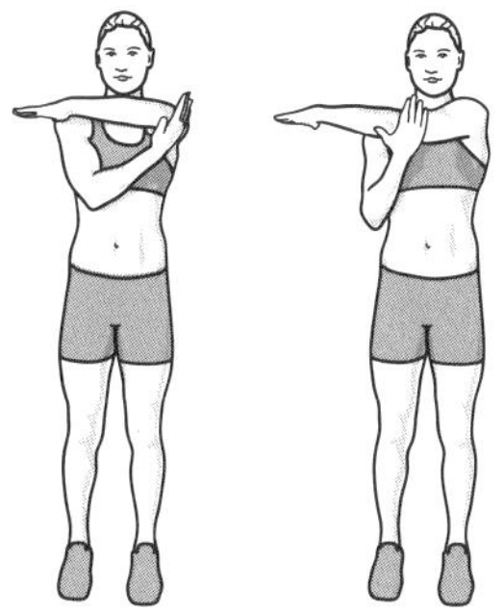

4 Schulterdehnung

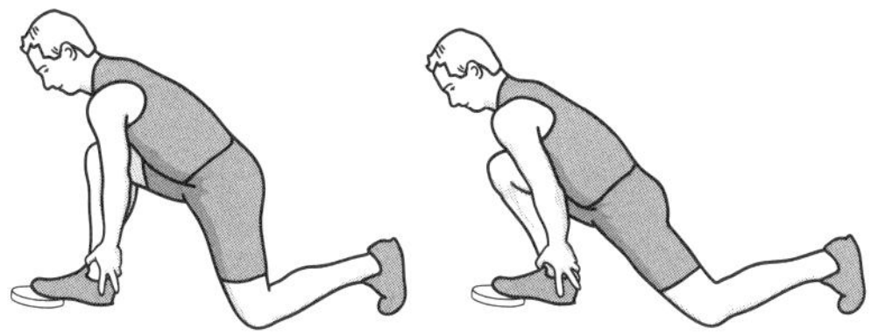

5 Sprunggelenkmobilisation

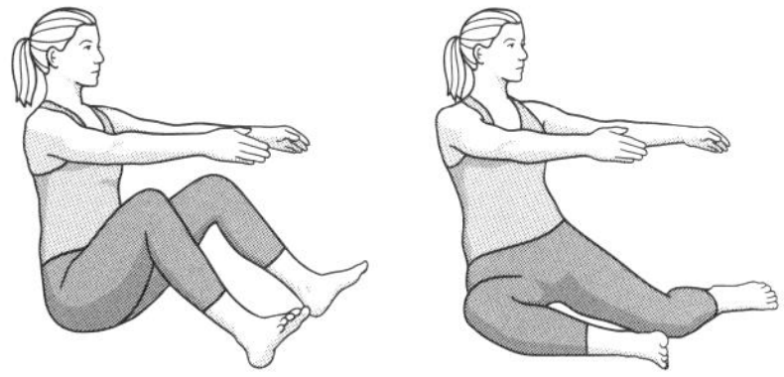

6 Seitsitz

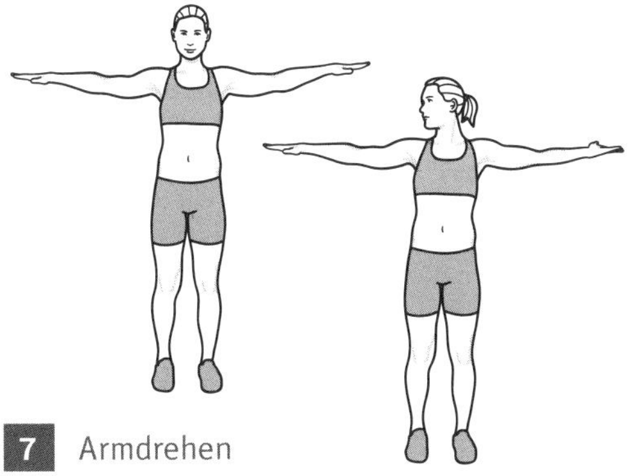

7 Armdrehen

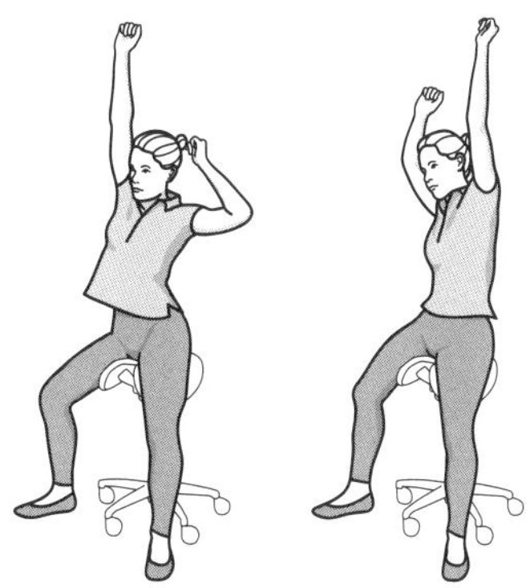

8 Rekeln

5 Entspannt atmen

Trainingsdauer: 8–12 Minuten
Trainingsziel: Spüren und Fühlen der eigenen Atmung
Anwendung: bei allen Schmerzarten, zur Schmerzreduktion und -kontrolle

1 2 3

	Übung	Zu beachten	Wdh.	Sätze	Pause in Sek.	Seite
1	Ringsitz/Schneidersitz	tiefe Atemzüge in Brust und Rippen spüren	12	2	40	121
2	Beinschieber	langsam bewegen: Atmung an Beinbewegung anpassen und fühlen	12	2	40	120
3	Oberkörperdrehung mit angewinkelten Beinen	mit der Drehung auf den Rücken: einatmen; beim Zurückdrehen: ausatmen	12 pro Seite	2	40	130
4	Päckchenlage	ausatmen mit dem »Zusammen-rollen«	12	2	40	121

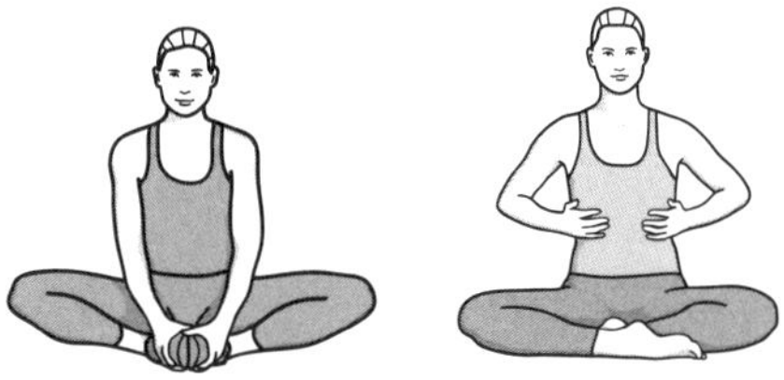

1 Ringsitz/Schneidersitz

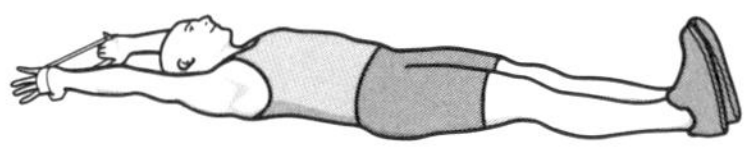

2 Beinschieber

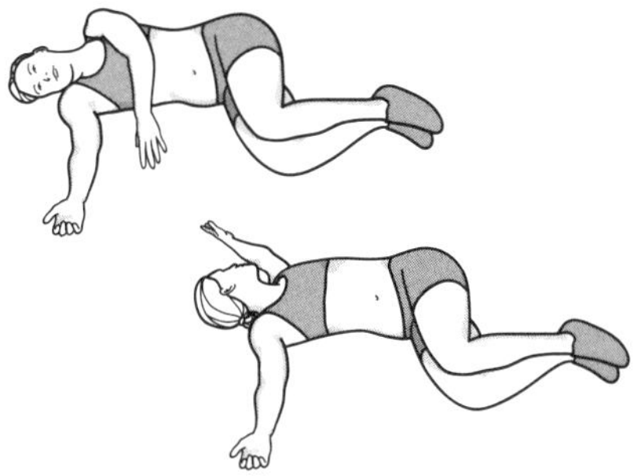

3 Oberkörperdrehung mit angewinkelten Beinen

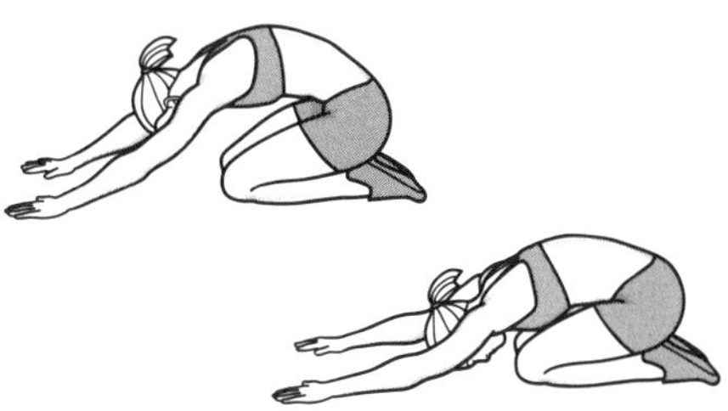

4 Päckchenlage

6 Atemworkout 1

Trainingsdauer: 10–13 Minuten
Trainingsziel: Verbesserung der Brustkorbbeweglichkeit
Anwendung: bei allen Schmerzarten inklusive Kopfschmerzen, mehr Mobilität zur Schmerzreduktion und -kontrolle
Equipment: Faszienrolle, Stuhl

1 2 3

	Übung	Zu beachten	Wdh.	Sätze	Pause in Sek.	Seite
1	Rückneigen	dynamisch	18	2	20–30	125
2	Kleine Windmühle	dynamisch	18 pro Seite	2	20–30	124
3	Thorax-Rollout liegend	dynamisch	18	2	20–30	141
4	Drehsitz	dynamisch	18 pro Seite	2	20–30	130
5	Schulterzug	dynamisch	18	2	20–30	131
6	Oberkörperdrehung im Sitzen	dynamisch	18	2	20–30	135

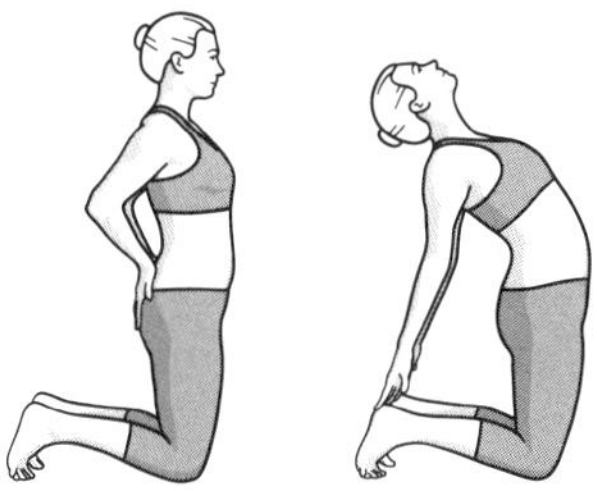

1 Rückneigen

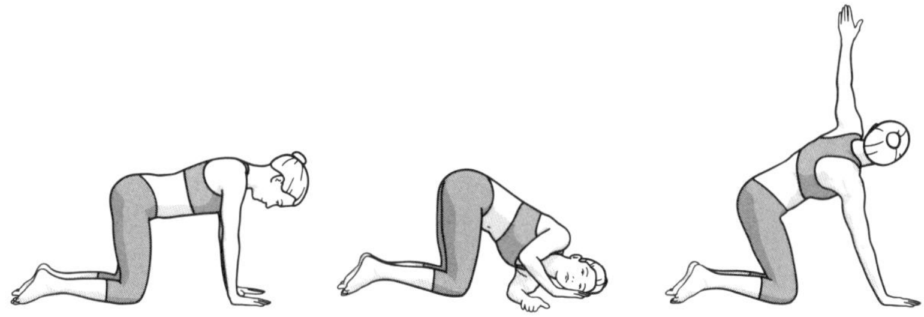

2 Kleine Windmühle

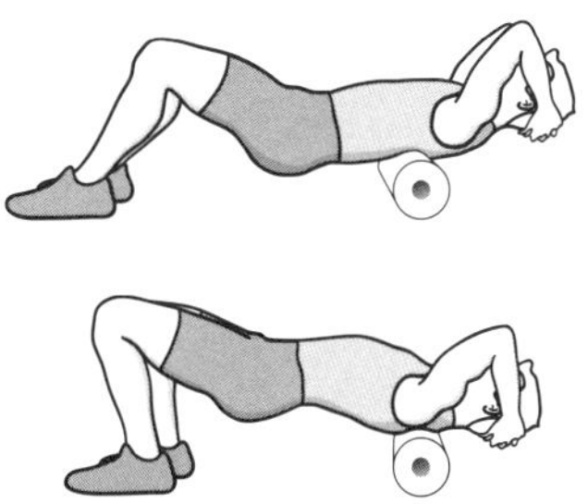

3 Thorax-Rollout liegend

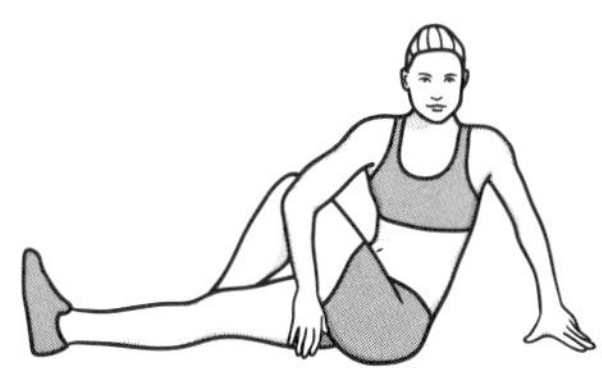

4 Drehsitz

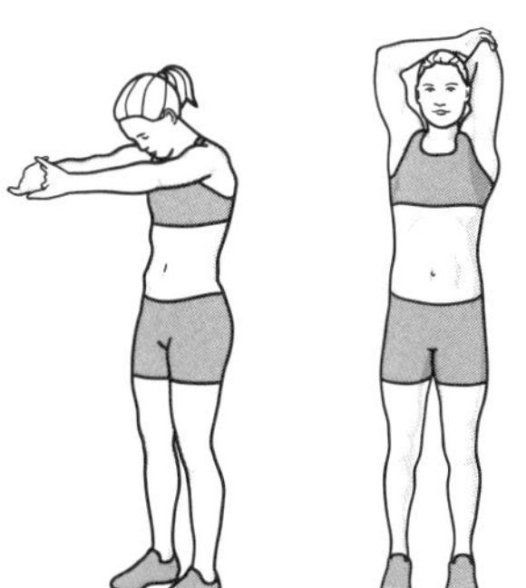

5 Schulterzug

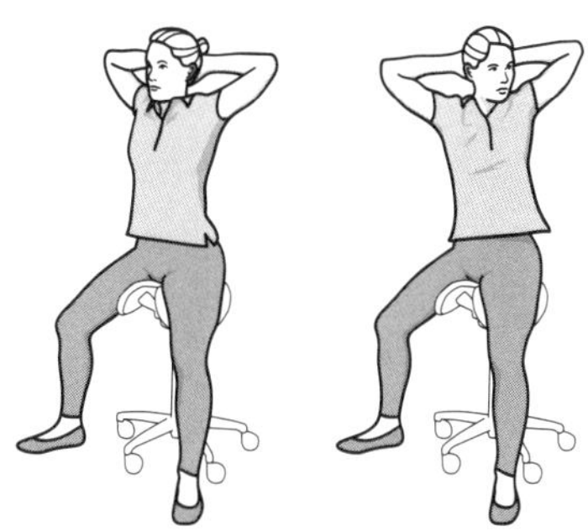

6 Oberkörperdrehung im Sitzen

7 Atemworkout 2

Trainingsdauer: 12–15 Minuten
Trainingsziel: Kräftigung der Atemhilfsmuskulatur
Anwendung: bei allen Schmerzarten, mit Kraft und Stabilität zur Schmerzreduktion und -kontrolle
Equipment: Hanteln, Getränkekasten (oder andere Kiste), Trainingsband

1 2 3

	Übung	Zu beachten	Wdh.	Sätze	Pause in Sek.	Seite
1	Body Slider	dynamisch	18	2	30–40	126
2	Tapping Hands in der Liegestützposition	dynamisch	18	2	30–40	140
3	Spiderman	dynamisch	18	2	30–40	138
4	Nackendrücken	dynamisch	18	2	30–40	132
5	Kiste heben	dynamisch	18	2	30–40	133
6	Einseitiges Rudern	dynamisch	18 pro Seite	2	30–40	133

Hinweis: Das Atemsystem ist eng mit dem vegetativen Nervensystem verbunden. Eine Verbesserung der Atmung bringt auch immer eine bessere Kontrolle des vegetativen Nervensystems und damit eine Schmerzkontrolle mit sich.

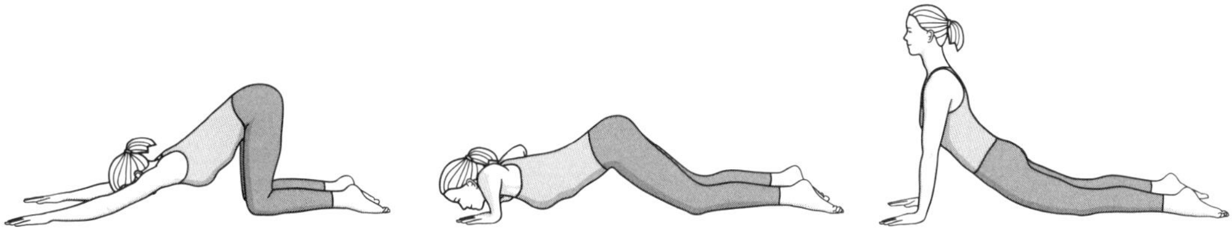

1 Body Slider

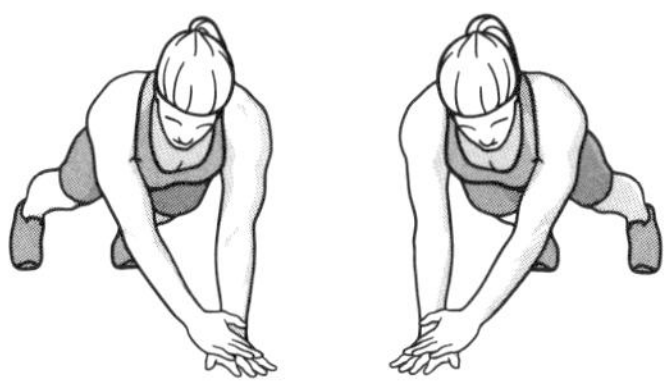

2 Tapping Hands
in der Liegestützposition

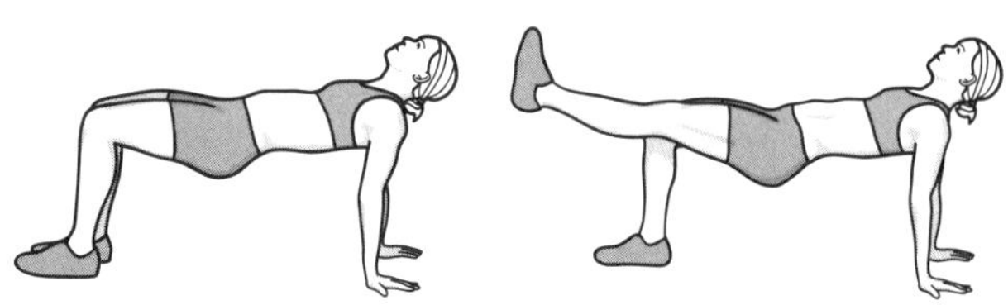

3 Spiderman

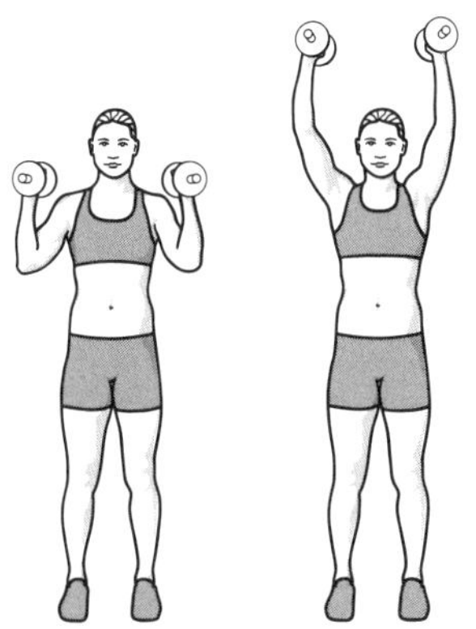

4 Nackendrücken

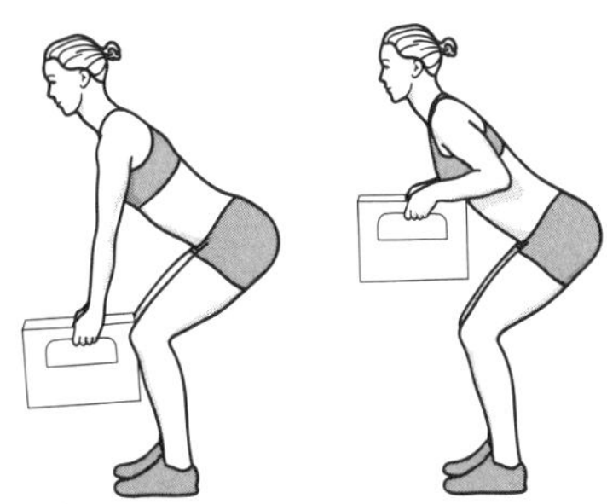

5 Kiste heben

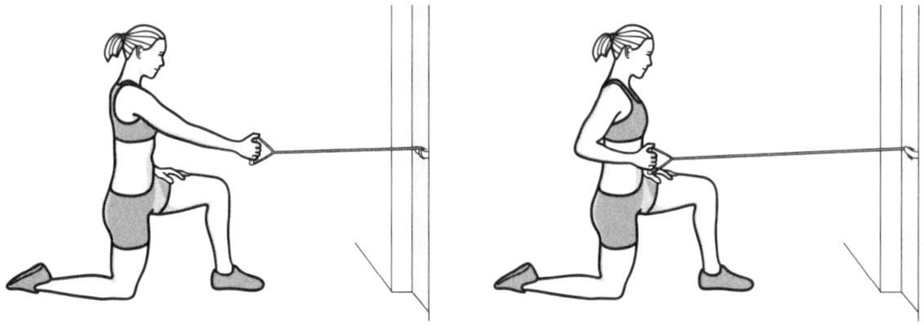

6 Einseitiges Rudern

8 Stabile und kräftige Körpermitte

Trainingsdauer: 12–14 Minuten
Trainingsziel: Kräftigung der Bauch- und Rückenmuskulatur
Anwendung: bei Rücken- und Hüftschmerzen
Equipment: Handtuch, Hanteln

1 2 3

	Übung	Zu beachten	Wdh.	Sätze	Pause in Sek.	Seite
1	Mountain Climber	dynamisch	12–18	2	40	137
2	Seit-Crunch	dynamisch	12–18	2	40	138
3	Knierutsche	dynamisch	12–18	2	40	137
4	Plank	dynamisch	12–18	2	40	138
5	Pull-Back	dynamisch	12–18	2	40	132
6	Diagonales Arm- und Beinheben	dynamisch	12–18	2	40	126

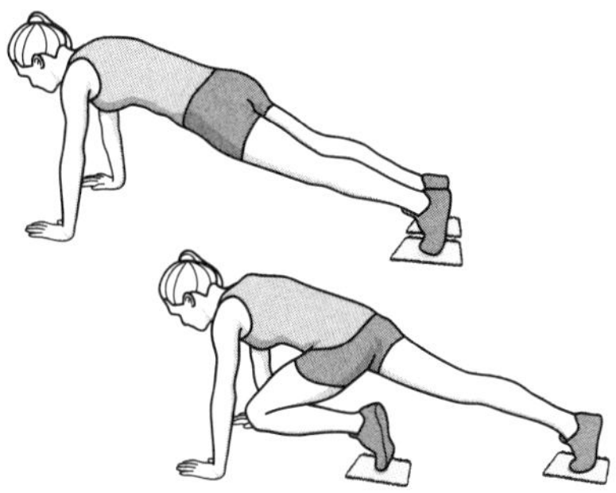

1 Mountain Climber

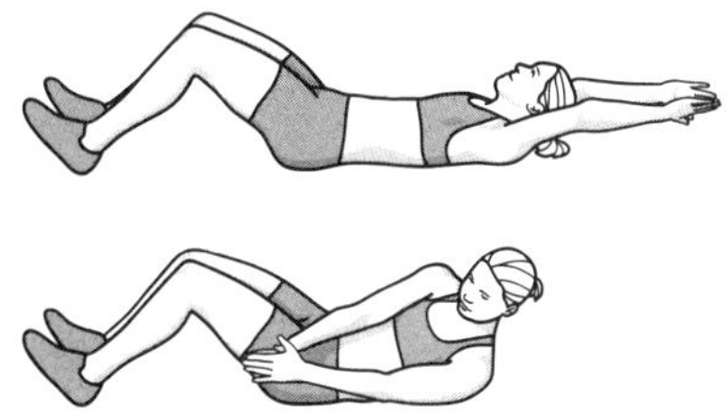

2 Seit-Crunch

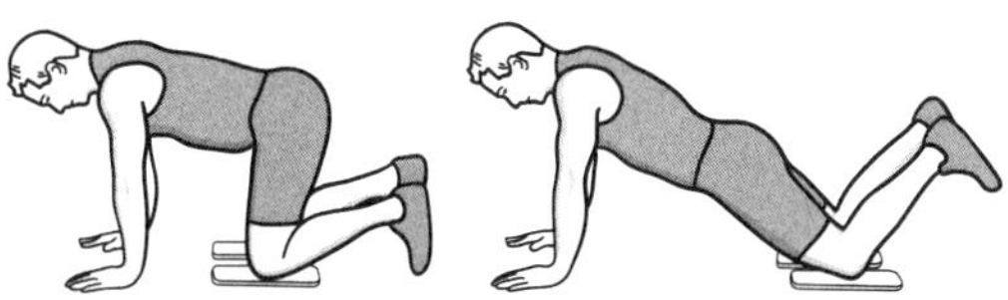

3 Knierutsche

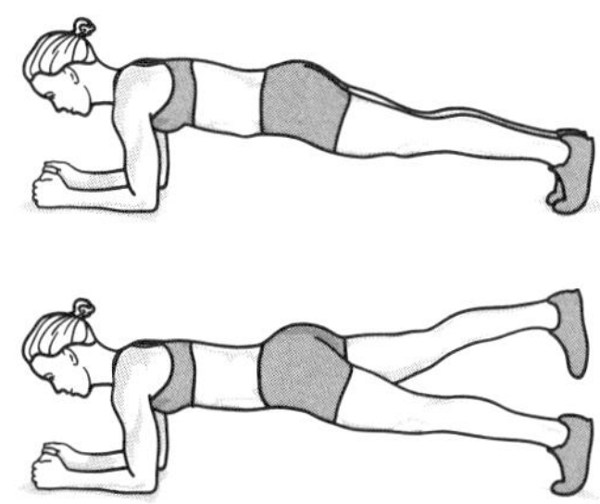

4 Plank

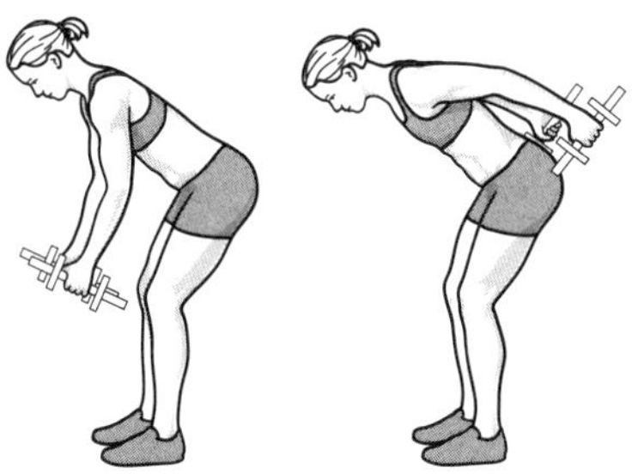

5 Pull-Back

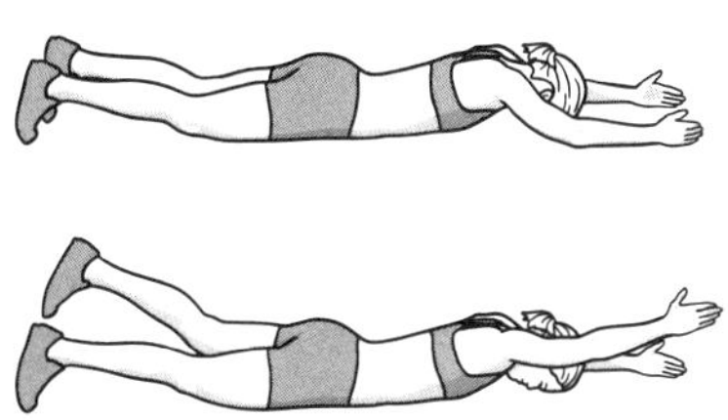

6 Diagonales Arm- und Beinheben

9 Starke Gesäßmuskeln – Stabilität im Rücken

Trainingsdauer: 12–14 Minuten
Trainingsziel: kräftige Gesäßmuskeln zur Entlastung des Rückens
Anwendung: bei Rückenschmerzen
Equipment: Trainingsband

1 2 3

	Übung	Zu beachten	Wdh.	Sätze	Pause in Sek.	Seite
1	Hüftstrecker	dynamisch	18–20 pro Seite	2	40	122
2	Kniebeuge	dynamisch	18–20 pro Seite	2	40	122
3	Hüft-Twist	dynamisch	18–20	2	40	125
4	Bein abspreizen	dynamisch	18–20 pro Seite	2	40	134
5	Bridging	dynamisch	18–20	2	40	139
6	Wechselsprünge	dynamisch	18–20	2	40	139

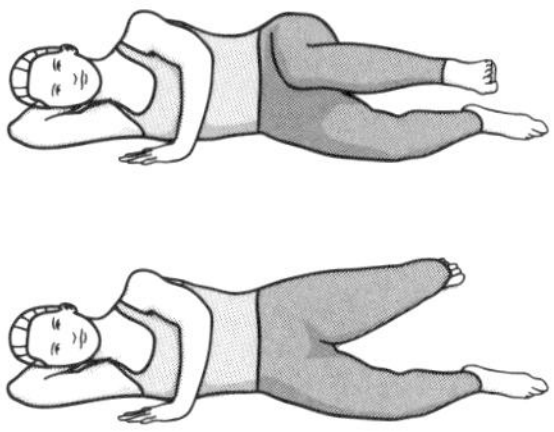

1 Hüftstrecker

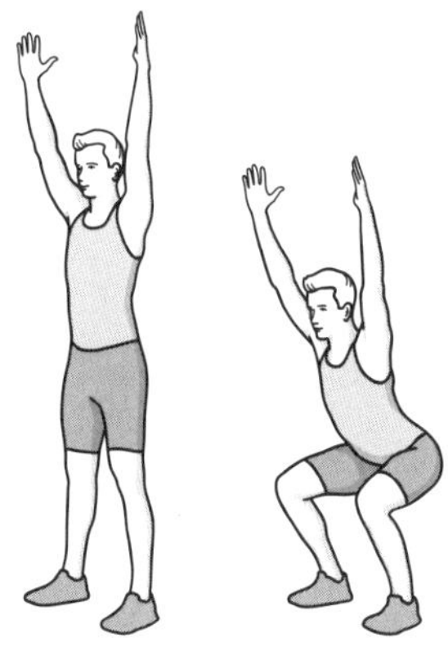

2 Kniebeuge

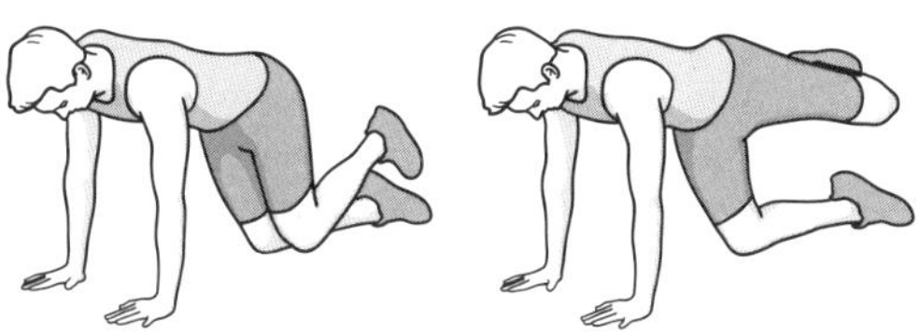

3 Hüft-Twist

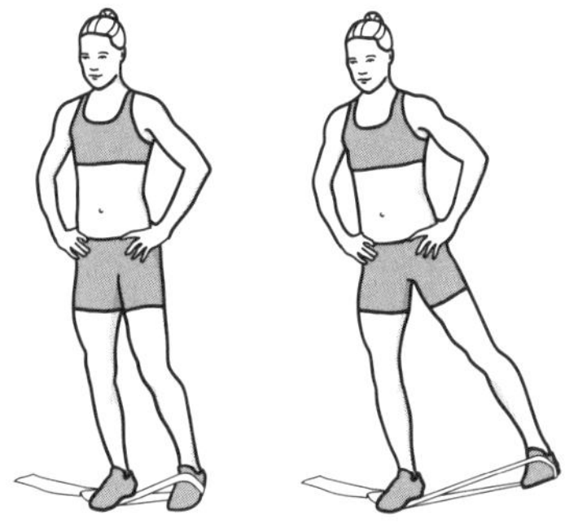

4 Bein abspreizen

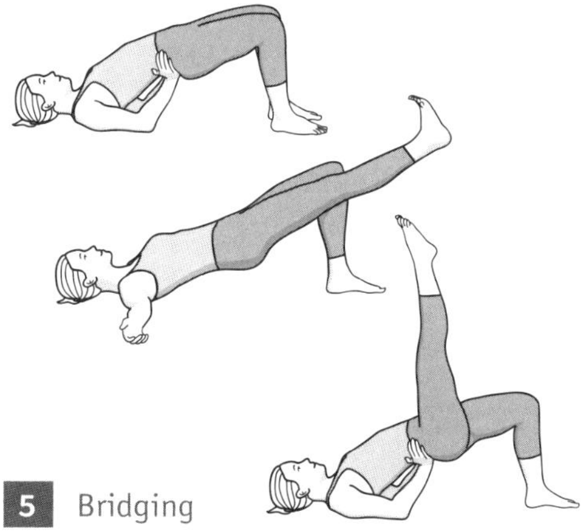

5 Bridging

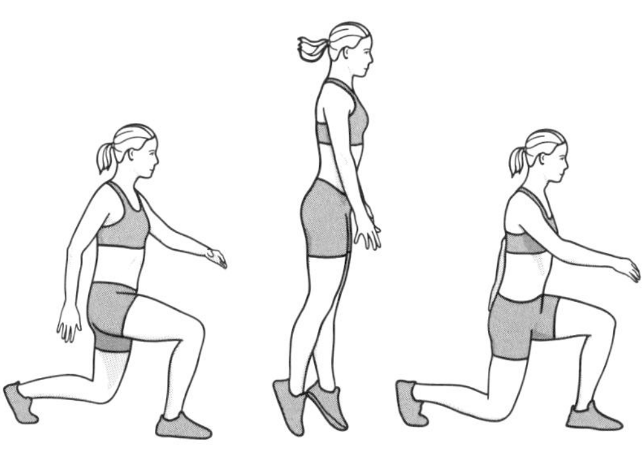

6 Wechselsprünge

10 Kräftigung mit Handtuch

Trainingsdauer: 8–16 Minuten
Trainingsziel: Kräftigung
Anwendung: bei Knie-, Hüft- und Rückenschmerzen
Equipment: Handtuch

1 2 3

	Übung	Zu beachten	Wdh.	Sätze	Pause in Sek.	Seite
1	Fußrutsche	dynamisch	20–30	2–3	40–50	137
2	Knierutsche	dynamisch	20–30	2–3	40–50	137
3	Inline Skater	dynamisch	20–30	2–3	40–50	137
4	Mountain Climber	dynamisch	20–30	2–3	40–50	137

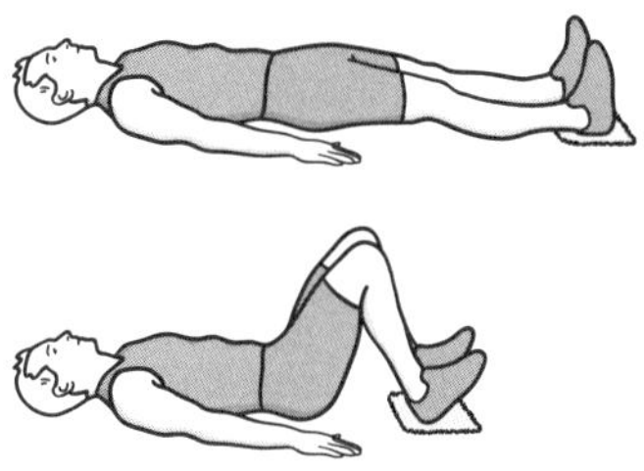

1 Fußrutsche

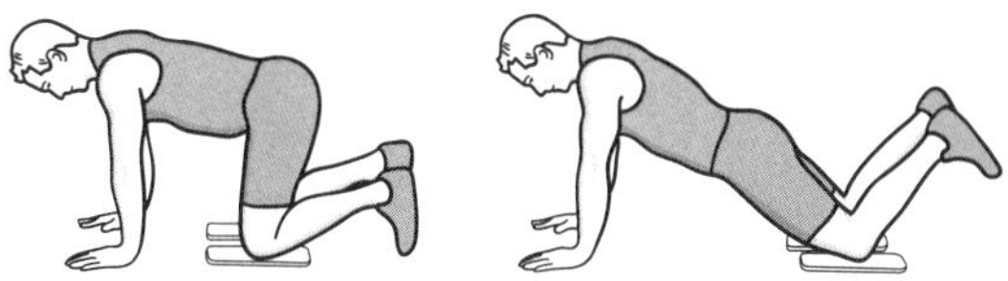

2 Knierutsche

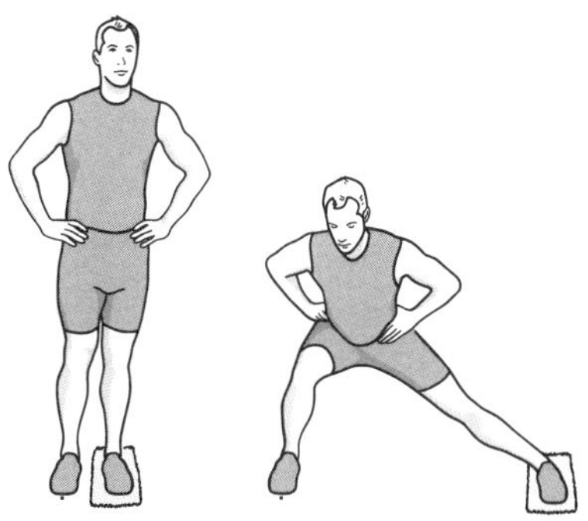

3 Inline Skater

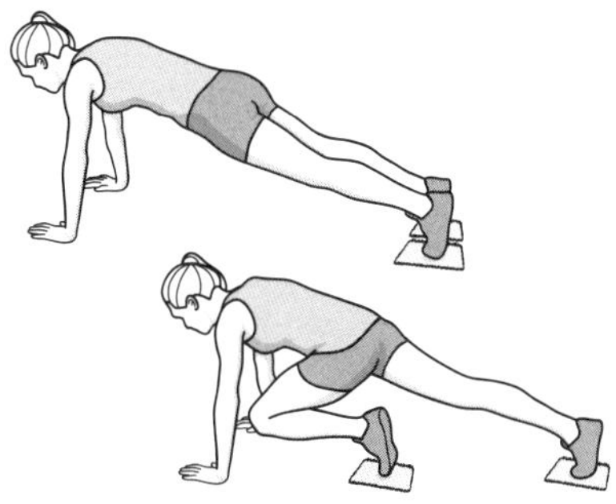

4 Mountain Climber

11 Schmerzfreier Nacken – Mobilisation

Trainingsdauer: 12 Minuten
Trainingsziel: Beweglichkeit und Durchblutung der Halswirbelsäule verbessern
Anwendung: bei Nacken- und Schulterschmerzen

1 **2** 3

	Übung	Zu beachten	Wdh.	Sätze	Pause in Sek.	Seite
1	Armschwingen	dynamisch	20	2	40	121
2	Päckchenlage	dynamisch	20	2	40	121
3	Oberkörperdrehung mit angewinkelten Beinen	dynamisch	20 pro Seite	2	40	130
4	Schulterkarussell	dynamisch	20	2	40	124
5	Schulterdehnung	dynamisch	20	2	40	130
6	Schulterzug	dynamisch	20	2	40	131

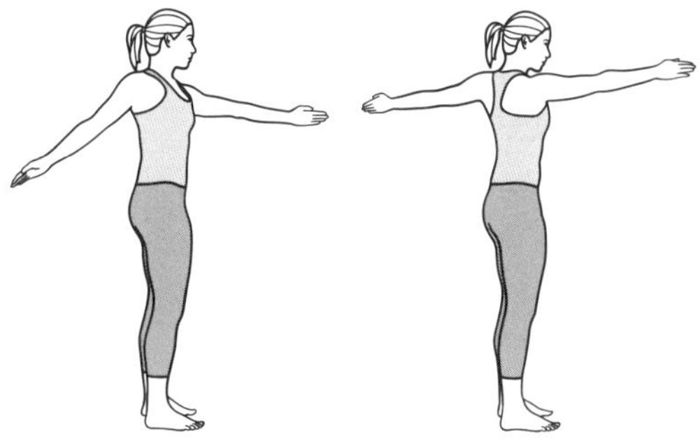

1 Armschwingen

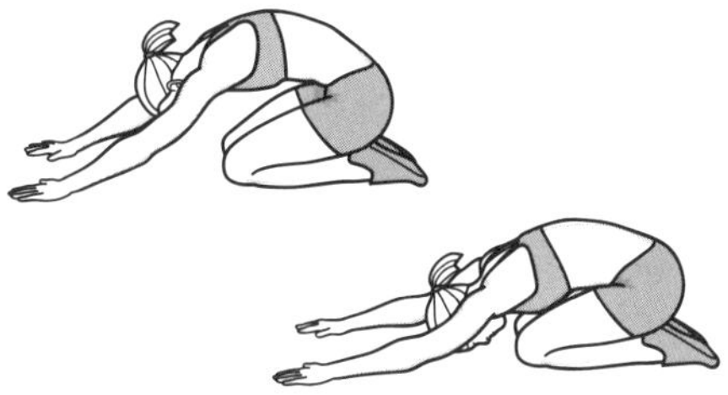

2 Päckchenlage

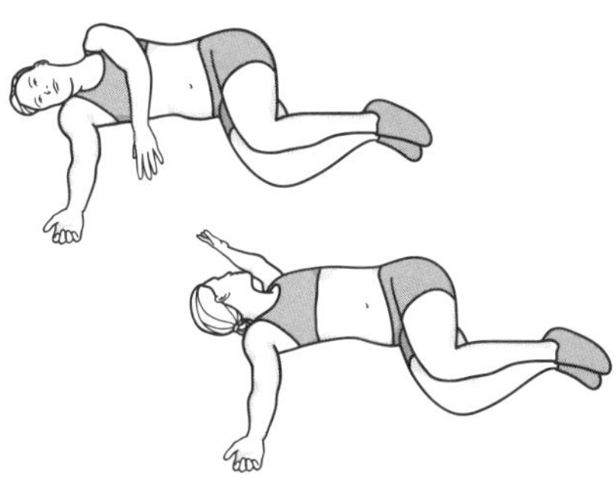

3 Oberkörperdrehung mit angewinkelten Beinen

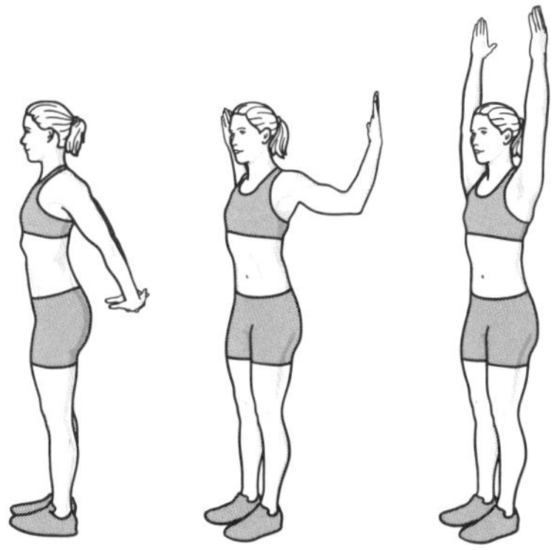

4 Schulterkarussell

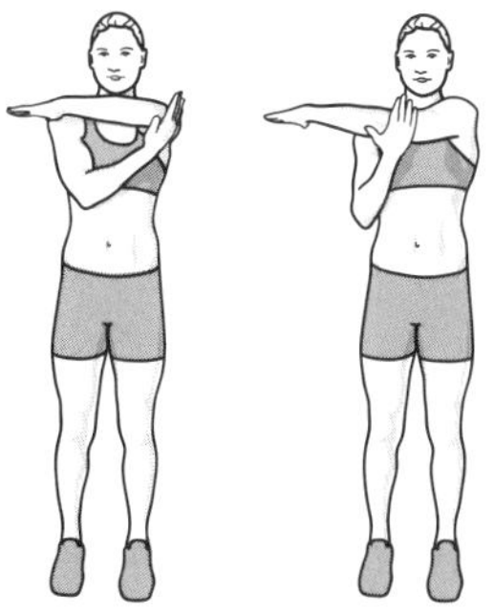

5 Schulterdehnung

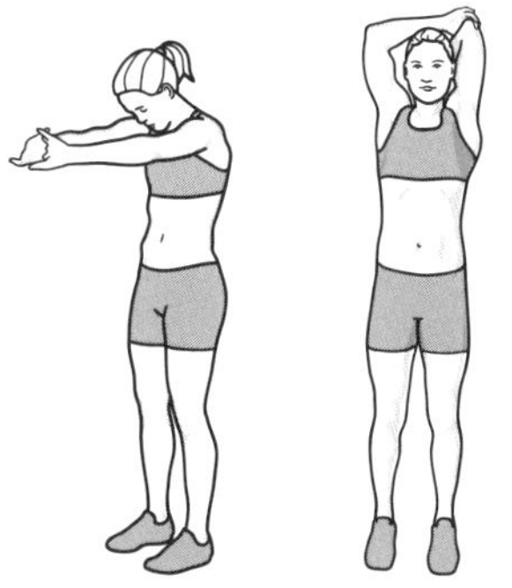

6 Schulterzug

12 Schmerzfreier Nacken – Kräftigung

Trainingsdauer: 15 Minuten
Trainingsziel: Kräftigung der Schulter- und Nackenmuskulatur
Anwendung: bei Nacken- und Schulterschmerzen
Equipment: Hanteln, Trainingsband

1 **2** 3

	Übung	Zu beachten	Wdh.	Sätze	Pause in Sek.	Seite
1	Nackendrücken	dynamisch	12–15	3	50	132
2	Seitheben	dynamisch	12–15	3	50	132
3	Body Slider	dynamisch	12–15	3	50	126
4	Miniwindmühle	dynamisch	12–15 pro Seite	3	50	126
5	Diagonales Arm- und Beinheben	dynamisch	12–15	3	50	126
6	Schulterdreher	dynamisch	12–15	3	50	134

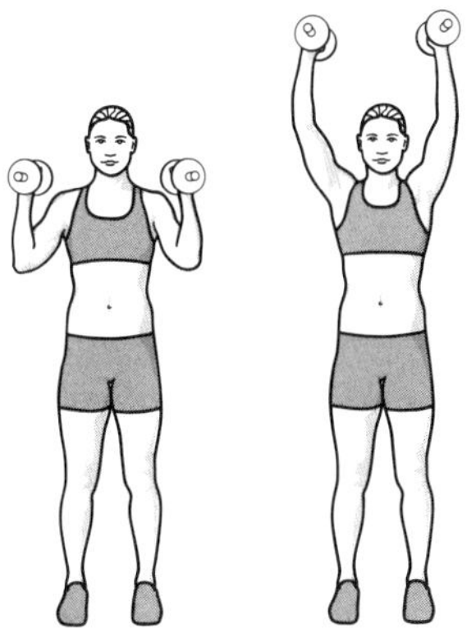

1 Nackendrücken

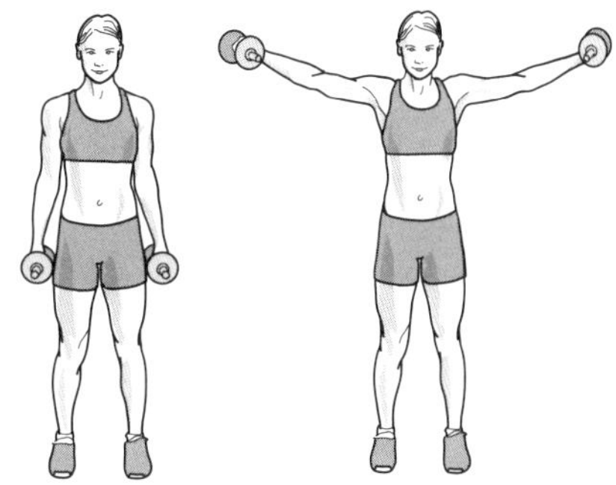

2 Seitheben

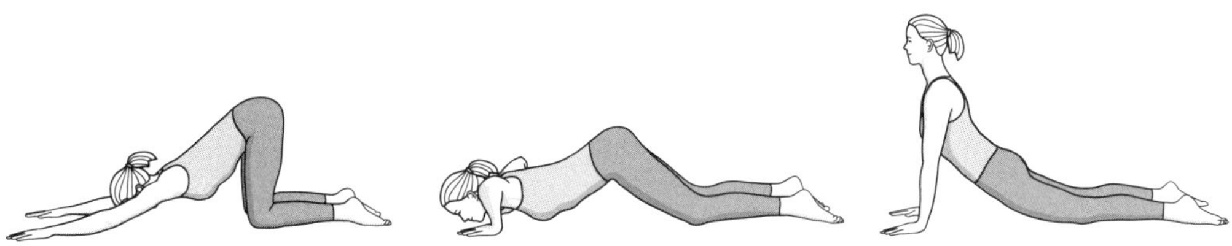

3 Body Slider

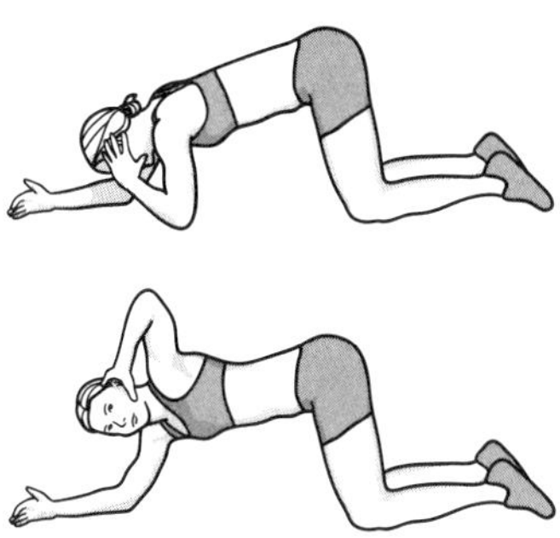

4 Miniwindmühle

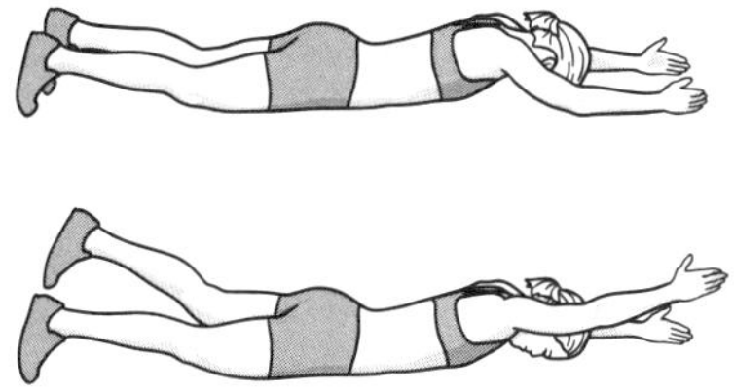

5 Diagonales Arm- und Beinheben

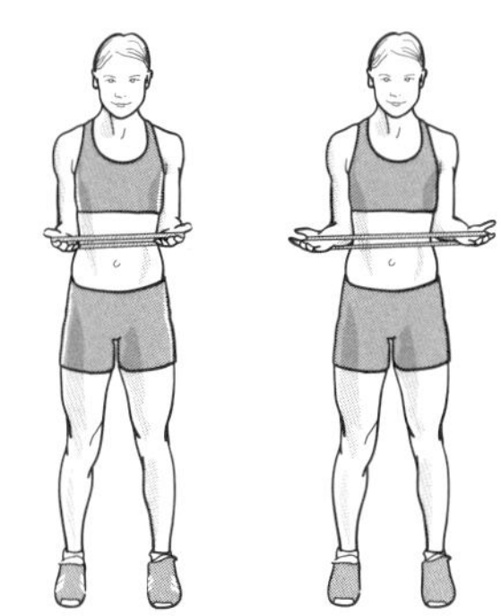

6 Schulterdreher

13 Sitzworkout für zwischendurch – jede Bewegung zählt

1 **2** 3

Trainingsdauer: 4–5 Minuten
Trainingsziel: Sitzvariationen und Bewegungen für zwischendurch finden
Anwendung: bei allen Schmerzarten, zur Mobilisation und Spannungskontrolle
Equipment: Hocker oder Stuhl, Handtuch oder Seil

	Übung	Zu beachten	Wdh.	Sätze	Pause in Sek.	Seite
1	Rekeln	dynamisch	20–30	1	10–20	136
2	Beugen und Strecken im Sitzen	dynamisch	20–30	1	10–20	135
3	Oberkörperdrehung im Sitzen	dynamisch	20–30	1	10–20	135
4	Bein überschlagen	dynamisch	20–30	1	10–20	136
5	Rückenrubbeln	dynamisch	20–30	1	10–20	135

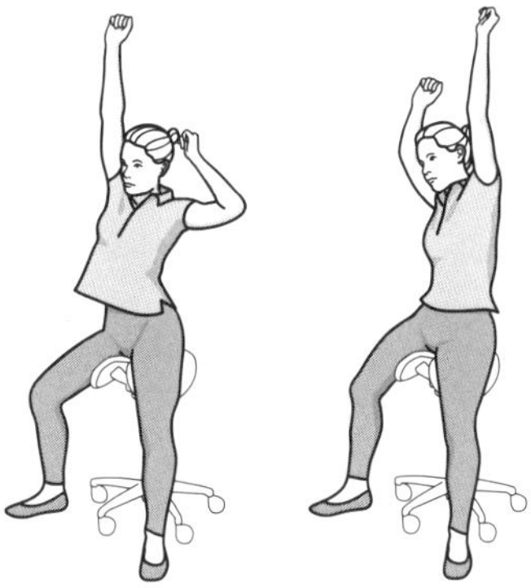

1 Rekeln

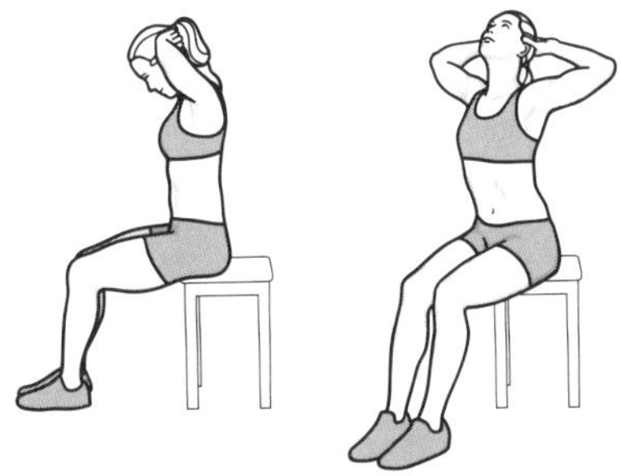

2 Beugen und Strecken im Sitzen

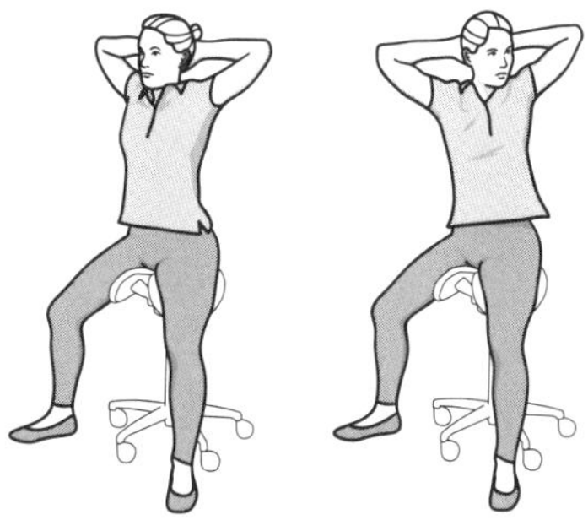

3 Oberkörperdrehung im Sitzen

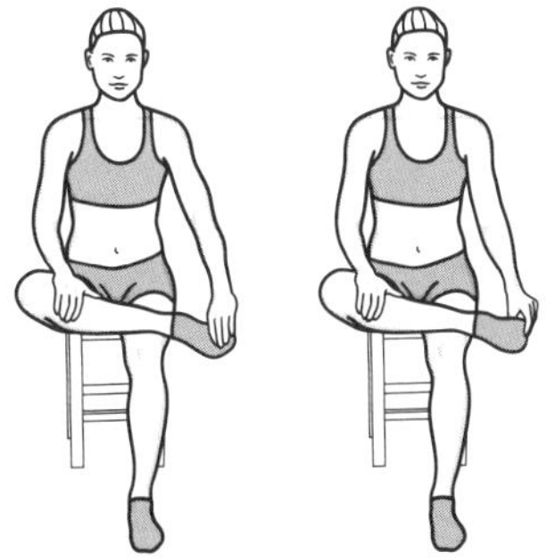

4 Bein überschlagen

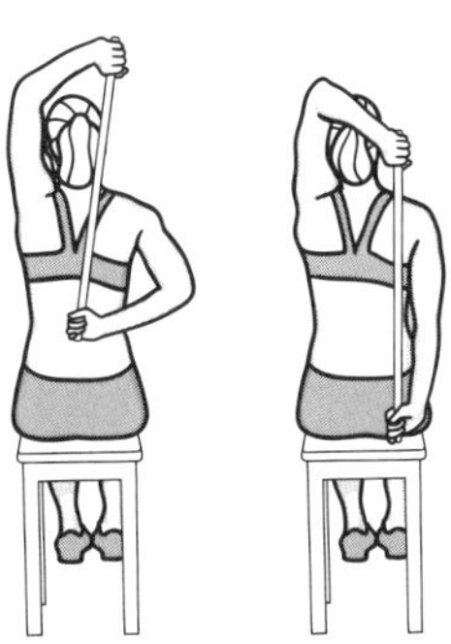

5 Rückenrubbeln

14 Schmerzfreie Knie 1 – Mobilisation

Trainingsdauer: 18 Minuten
Trainingsziel: mehr Beweglichkeit in den Kniegelenken
Anwendung: bei Knieschmerzen, auch bei Fuß- oder Hüftproblemen
Equipment: Faszienrolle, Faszien- oder Tennisball, Handtuch

1 **2** 3

	Übung	Zu beachten	Wdh.	Sätze	Pause in Sek.	Seite
1	Knieheben	dynamisch	20	2	40	128
2	Knie anwinkeln in der Bauchlage	dynamisch	30	2	40	120
3	Päckchenlage	dynamisch	18	2	40	121
4	Beinrückseite und Hüftbeuger	dynamisch	18	2	40	129
5	Tiefe Hocke	dynamisch	6–8	2	40	125
6	Rückneigen	dynamisch	8–10	2	40	125
7	Fußrutsche	dynamisch	20	2	40	137
8	Unterschenkel-Rollout	dynamisch	8–10 pro Seite	2	30	141
9	Waden-Release	dynamisch	2–4 pro Seite	2	30	143

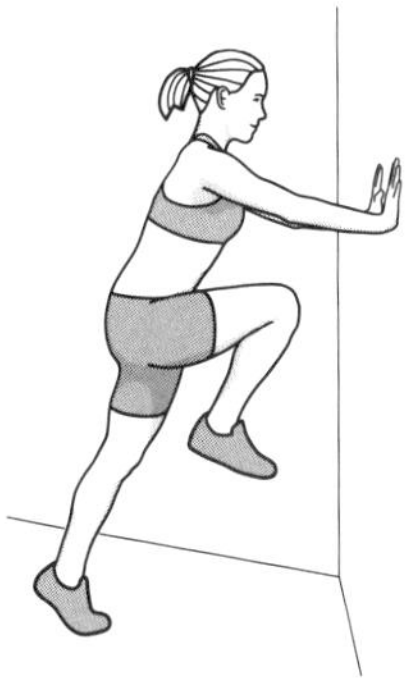

1 Knieheben

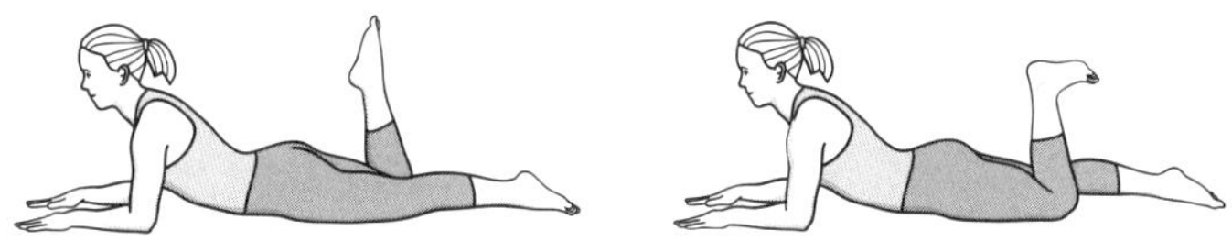

2 Knie anwinkeln in der Bauchlage

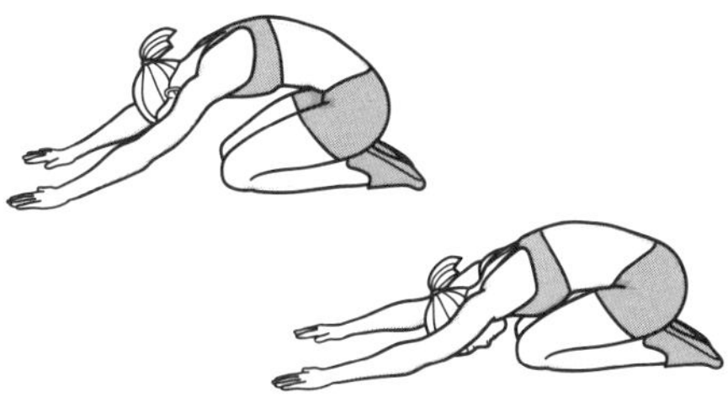

3 Päckchenlage

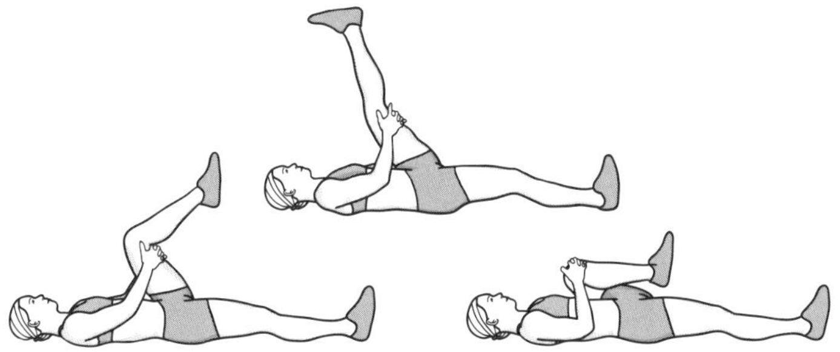

4 Beinrückseite und Hüftbeuger

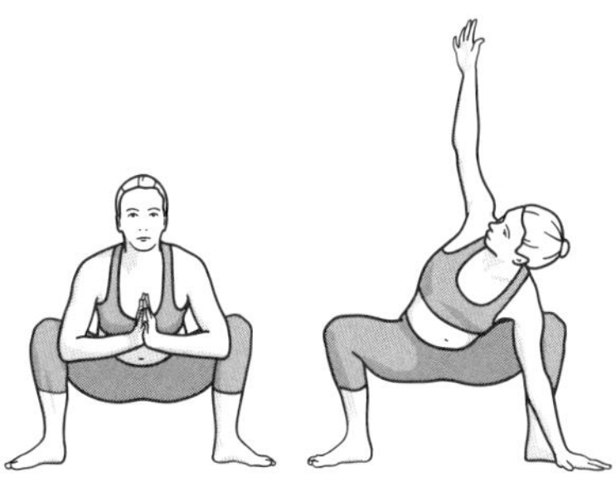

5 Tiefe Hocke

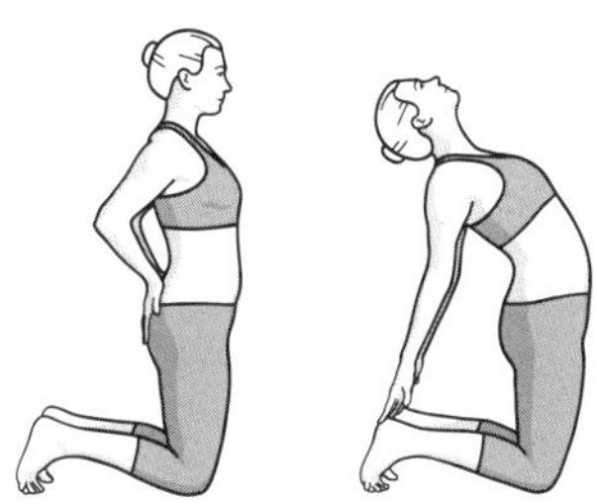

6 Rückneigen

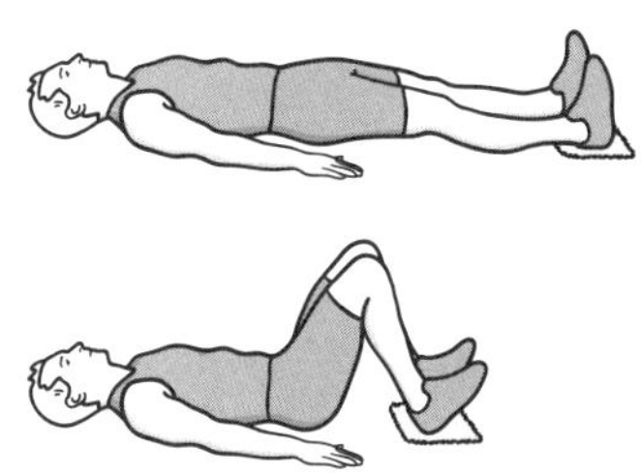

7 Fußrutsche

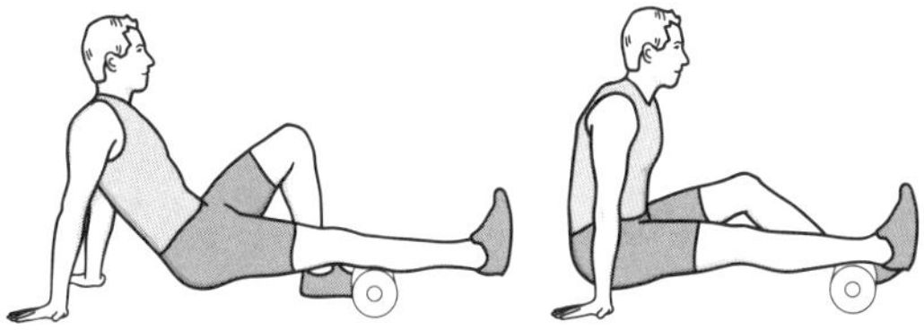

8 Unterschenkel-Rollout

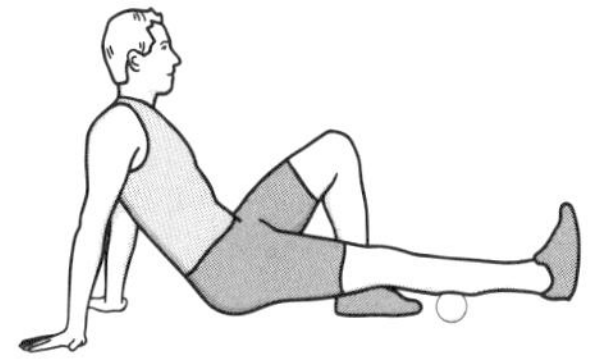

9 Waden-Release

15 Schmerzfreie Knie 2 – Kräftigung

Trainingsdauer: 21 Minuten
Trainingsziel: Kräftigung der Kniemuskulatur
Anwendung: bei Knieschmerzen, auch bei Fuß- oder Hüftproblemen
Equipment: Handtuch

1 **2** 3

	Übung	Zu beachten	Wdh.	Sätze	Pause in Sek.	Seite
1	Kniebeuge	dynamisch	15–18	3	50	122
2	Knieheben	dynamisch	20	3	50	128
3	Bridging	dynamisch	18	3	50	139
4	Wechselsprünge	dynamisch	20	3	50	139
5	Mountain Climber	dynamisch	15–18	3	50	137
6	Beininnenseite heben	dynamisch	15 pro Seite	3	50	127

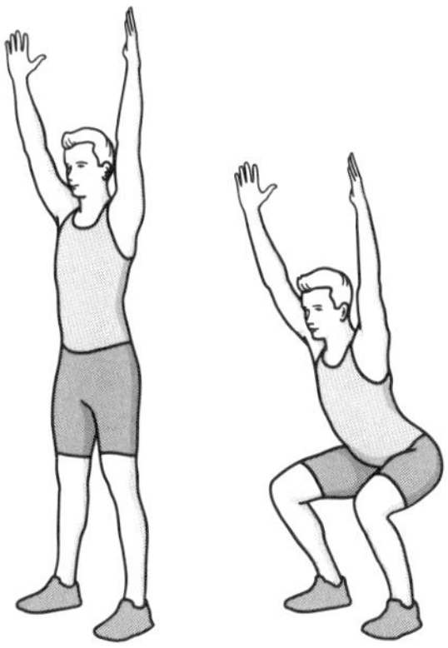

1 Kniebeuge

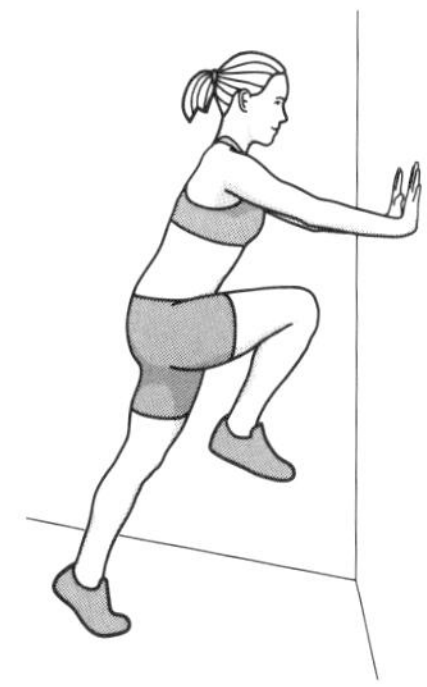

2 Knieheben

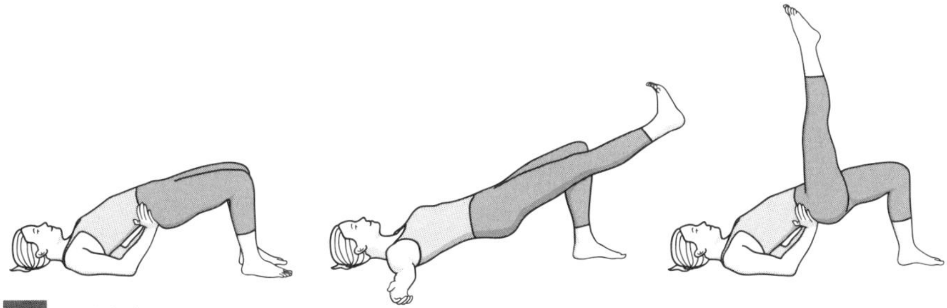

3 Bridging

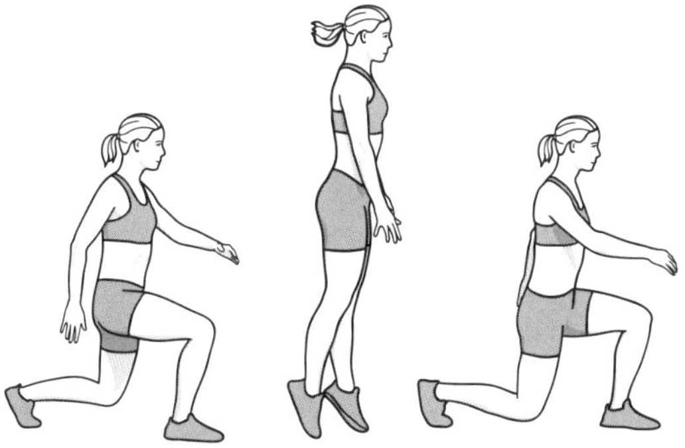

4 Wechselsprünge

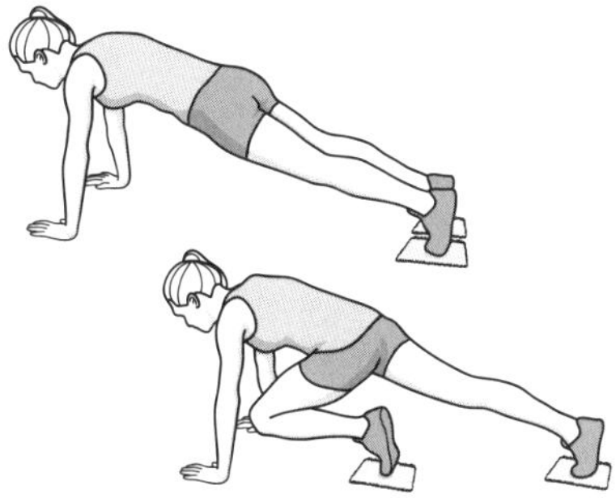

5 Mountain Climber

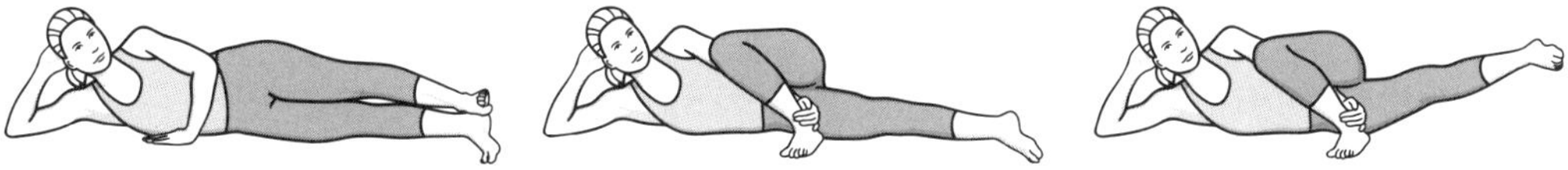

6 Beininnenseite heben

16 Mehr Beweglichkeit 1 – Unterkörper

Trainingsdauer: 18 Minuten
Trainingsziel: Beweglichkeit von Becken, Hüfte, Knie und Füßen verbessern
Anwendung: bei schmerzhaften Zuständen in der Lendenwirbelsäule, Hüfte, den Knien oder den Füßen
Equipment: Faszienrolle, Faszien- oder Tennisball

1 **2** 3

	Übung	Zu beachten	Wdh.	Sätze	Pause in Sek.	Seite
1	Seitsitz	dynamisch	20	3	40	122
2	Hüftstrecker	dynamisch	20 pro Seite	3	40	122
3	Sprunggelenk-mobilisation	dynamisch	20	3	40	123
4	Unterschenkel-Rollout	dynamisch	10 pro Seite	3	40	141
5	Fußsohlen-Rollout	dynamisch	10 pro Seite	3	40	143
6	Twist	dynamisch	20	3	40	140

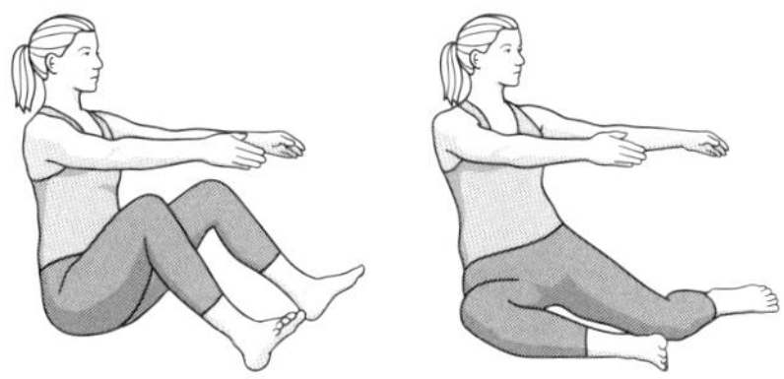

1 Seitsitz

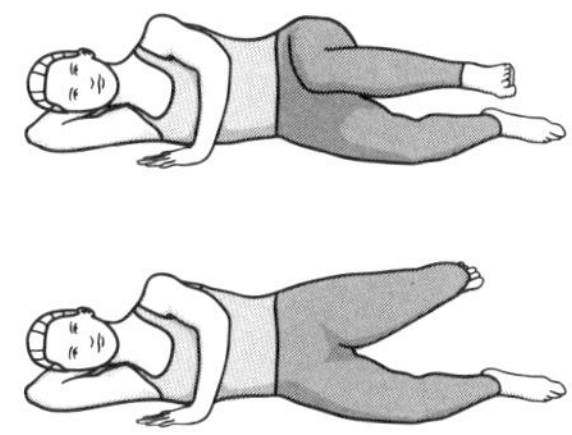

2 Hüftstrecker

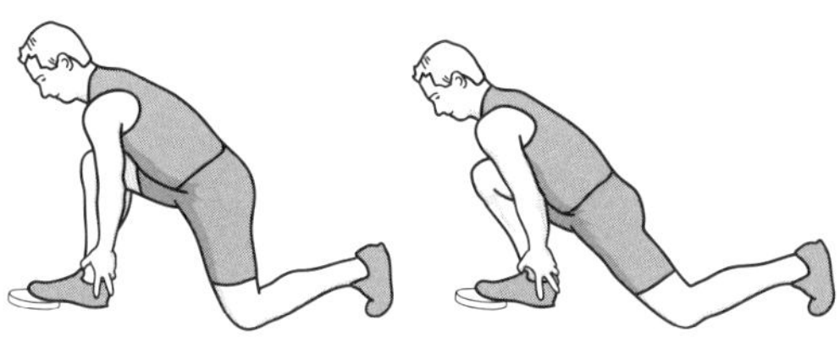

3 Sprunggelenkmobilisation

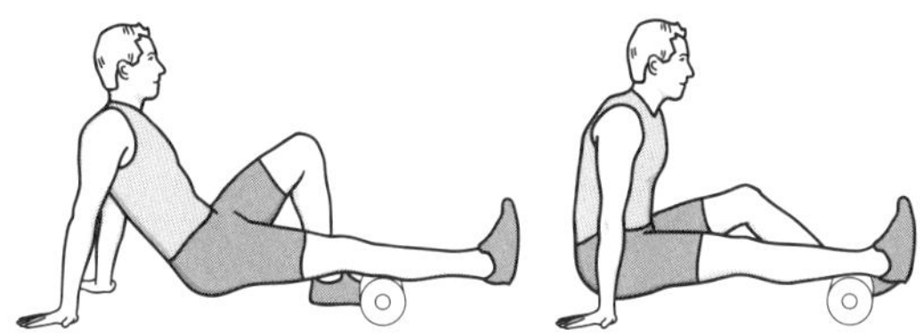

4 Unterschenkel-Rollout

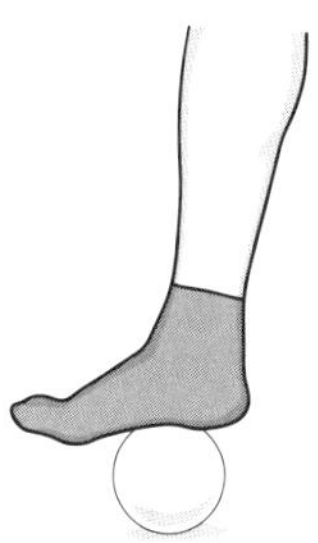

5 Fußsohlen-Rollout

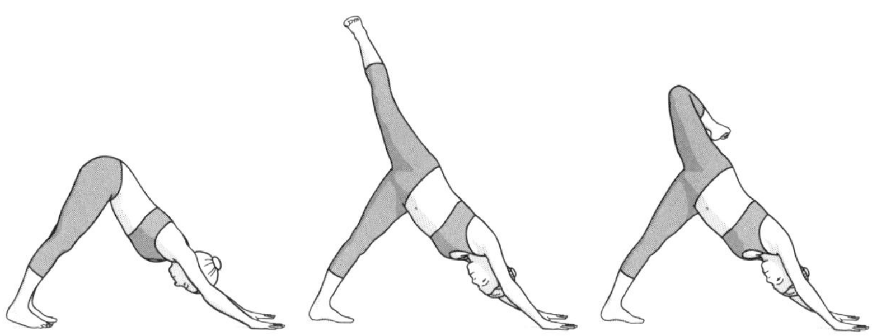

6 Twist

17 Mehr Beweglichkeit 2 – Oberkörper

Trainingsdauer: 16 Minuten
Trainingsziel: Beweglichkeit von Nacken, Schultern und Ellbogen verbessern
Anwendung: bei schmerzhaften Zuständen in Nacken, Schultern oder den Armen
Equipment: Hocker oder Stuhl

1 **2** 3

	Übung	Zu beachten	Wdh.	Sätze	Pause in Sek.	Seite
1	Miniwindmühle	dynamisch	20 pro Seite	2	40	126
2	Langsitz	dynamisch	20	2	40	122
3	Rumpfzug	dynamisch	20	2	40	120
4	Armschwingen	dynamisch	20	2	40	121
5	Oberkörperdrehung im Sitzen	dynamisch	20	2	40	135
6	Beugen und Strecken im Sitzen	dynamisch	20	2	40	135
7	Spiderman	dynamisch	20	2	40	138
8	Hangin' around	dynamisch	20	2	40	140

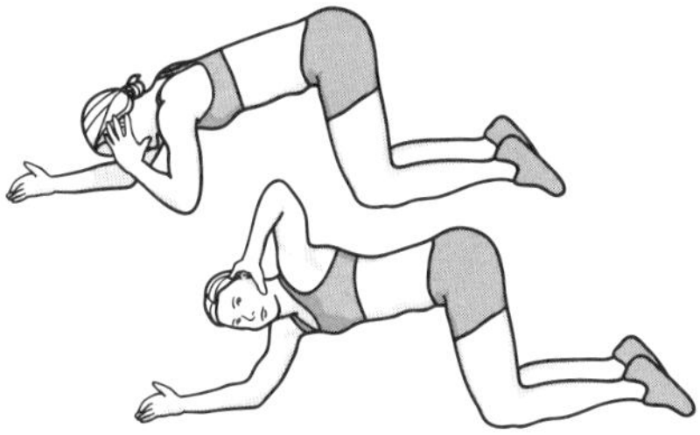

1 Miniwindmühle

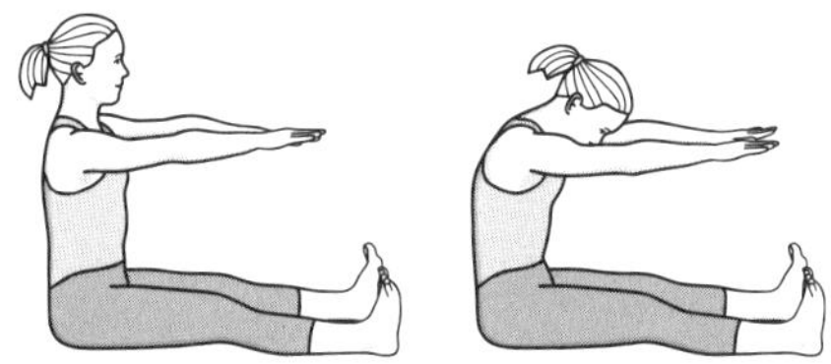

2 Langsitz

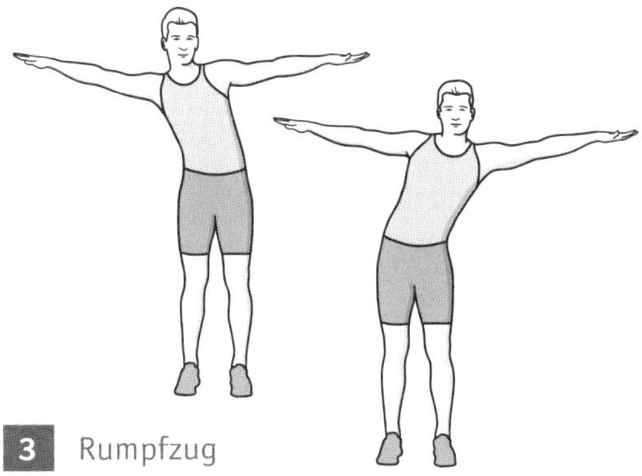

3 Rumpfzug

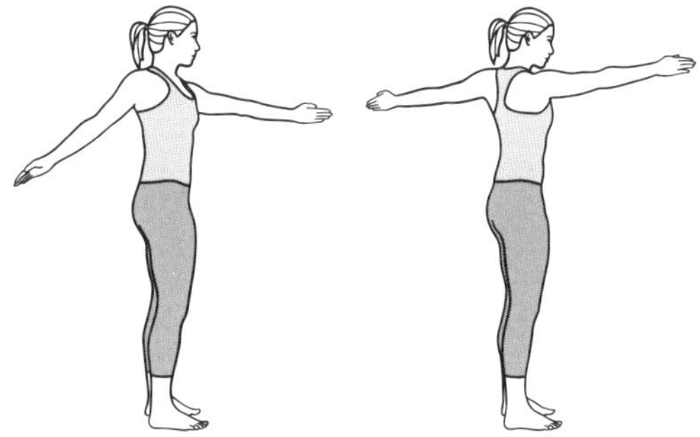

4 Armschwingen

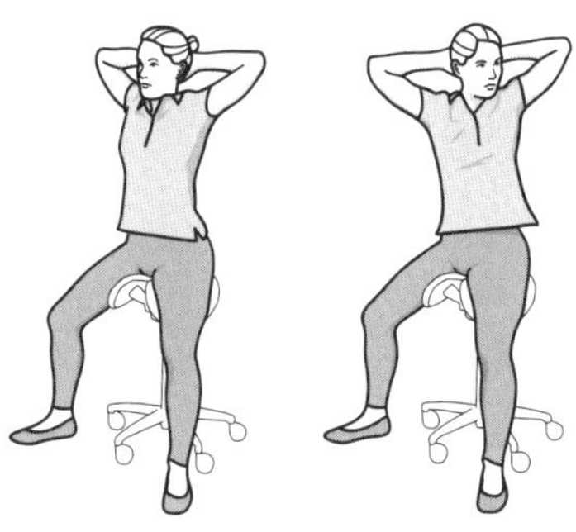

5 Oberkörperdrehung im Sitzen

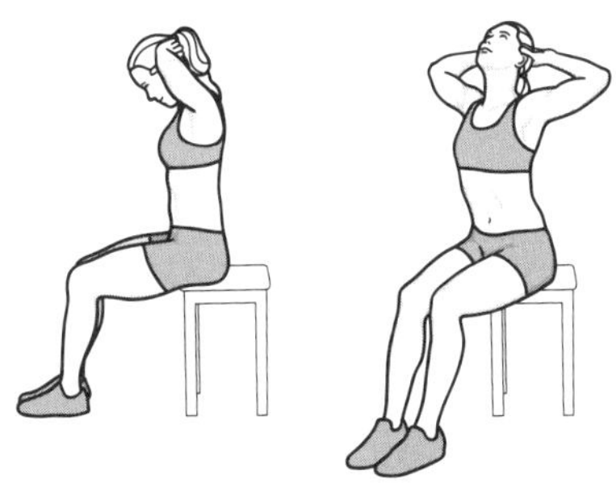

6 Beugen und Strecken im Sitzen

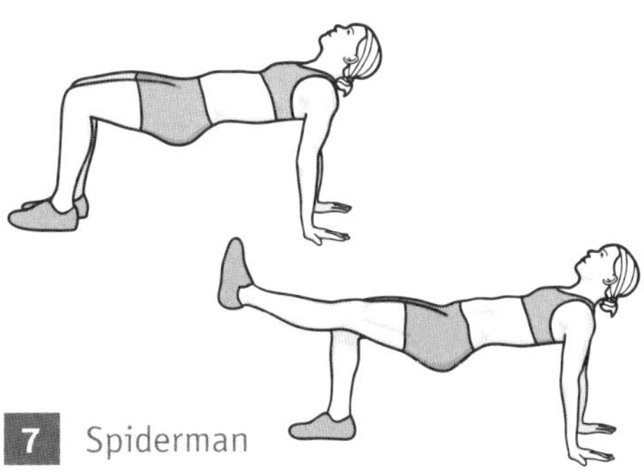

7 Spiderman

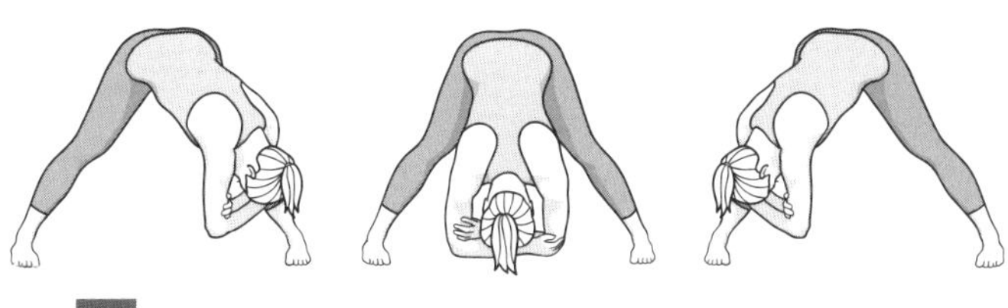

8 Hangin' around

18 Dehnungen für mehr Wohlbefinden 1 – Rumpf

1 **2** 3

Trainingsdauer: 18–21 Minuten
Trainingsziel: Bewegungsreichweite und Bewegungstoleranz am Rumpf verbessern
Anwendung: bei allen Schmerzarten, zur Mobilisation und Spannungskontrolle

	Übung	Zu beachten	Wdh.	Sätze	Pause in Sek.	Seite
1	Seitsitz	statisch – leicht federn	8–10	2	40	122
2	Päckchenlage	statisch – leicht federn	8–10	2	40	121
3	Langsitz – Hürdensitz	statisch – leicht federn	8–10	2	40	129
4	Kleine Windmühle	statisch – leicht federn	8–10 pro Seite	2	40	124
5	Rotation im Grätschsitz	statisch – leicht federn	8–10	2	40	124
6	Rückneigen	statisch – leicht federn	8–10	2	40	125
7	Große Windmühle	statisch – leicht federn	8–10 pro Seite	2	40	123
8	Twist in Rückenlage mit gestreckten Beinen	statisch – leicht federn	8–10	2	40	131

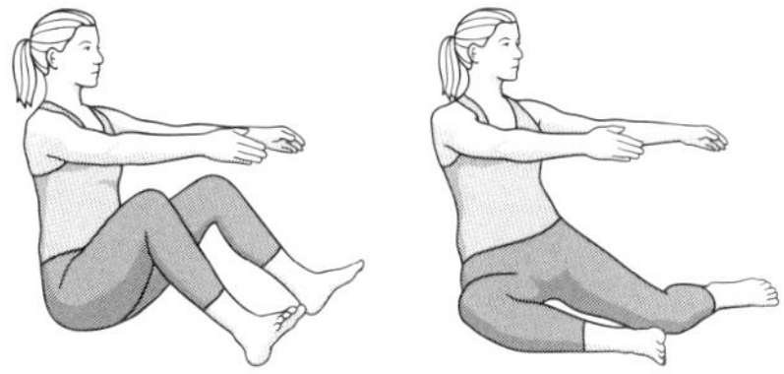

1 Seitsitz

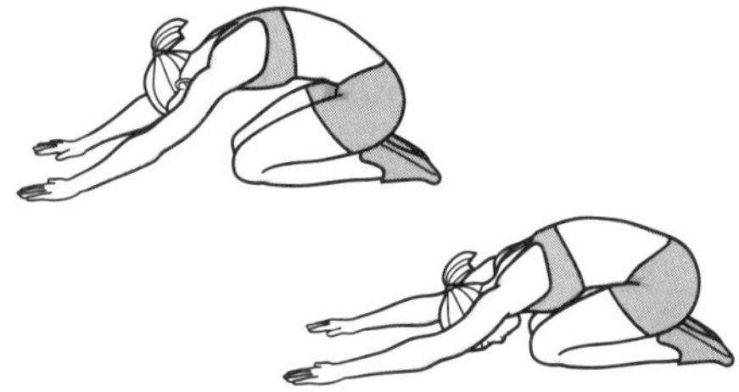

2 Päckchenlage

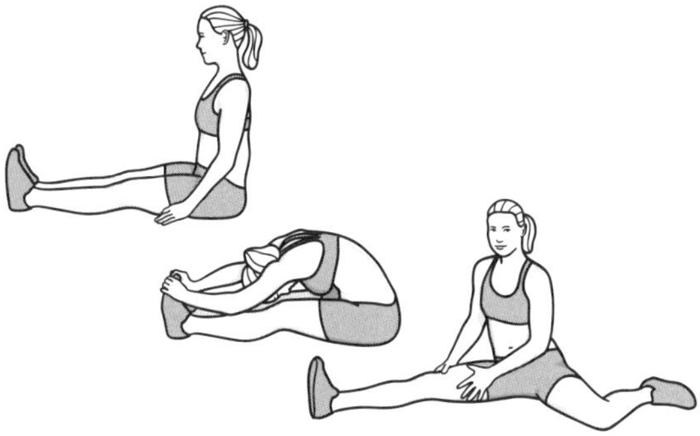

3 Langsitz – Hürdensitz

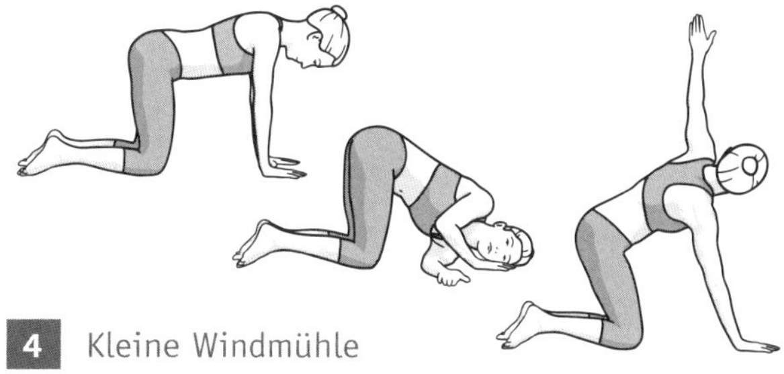

4 Kleine Windmühle

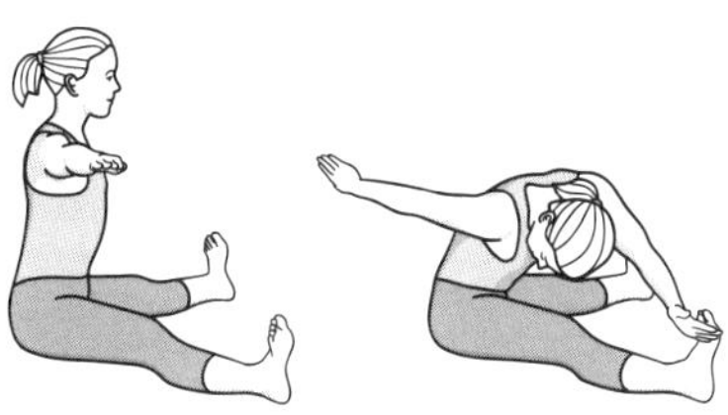

5 Rotation im Grätschsitz

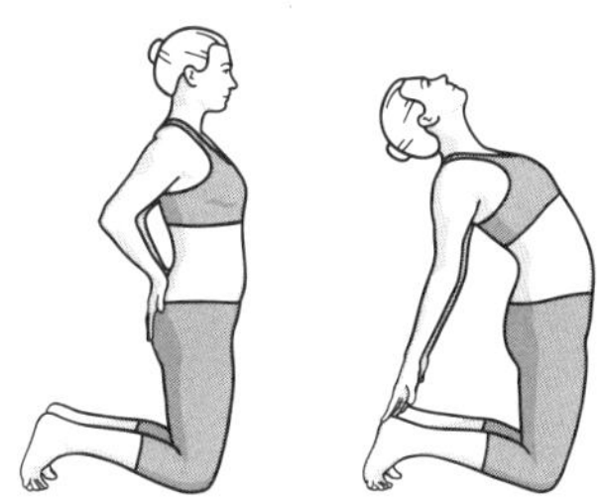

6 Rückneigen

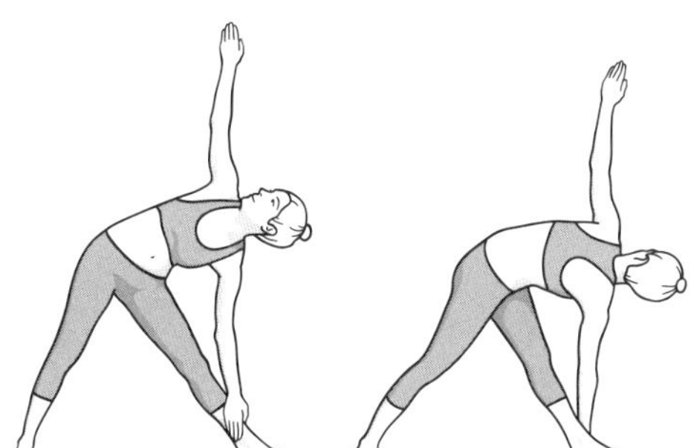

7 Große Windmühle

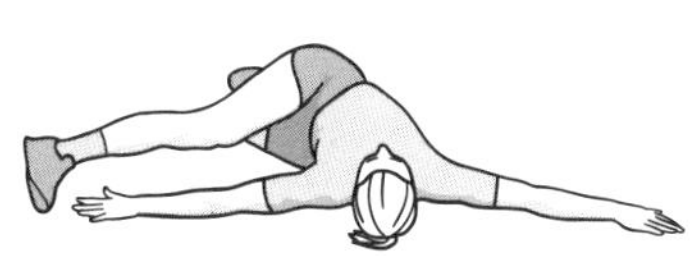

8 Twist in Rückenlage mit gestreckten Beinen

19 Dehnungen für mehr Wohlbefinden 2 – Oberkörper

1 **2** 3

Trainingsdauer: 9–11 Minuten
Trainingsziel: Bewegungsreichweite und Bewegungstoleranz im Schulterbereich verbessern
Anwendung: bei allen Schmerzarten, zur Mobilisation und Spannungskontrolle

	Übung	Zu beachten	Wdh.	Sätze	Pause in Sek.	Seite
1	Schulterkarussell	statisch – leicht federn	8–10	2	40	124
2	Armmobilisation	statisch – leicht federn	8–10 pro Seite	2	40	123
3	Schulterdehnung	statisch – leicht federn	8–10	2	40	130
4	Schulterzug	statisch – leicht federn	8–10 pro Seite	2	40	131
5	Oberkörperdrehung mit angewinkelten Beinen	statisch – leicht federn	8–10 pro Seite	2	40	130

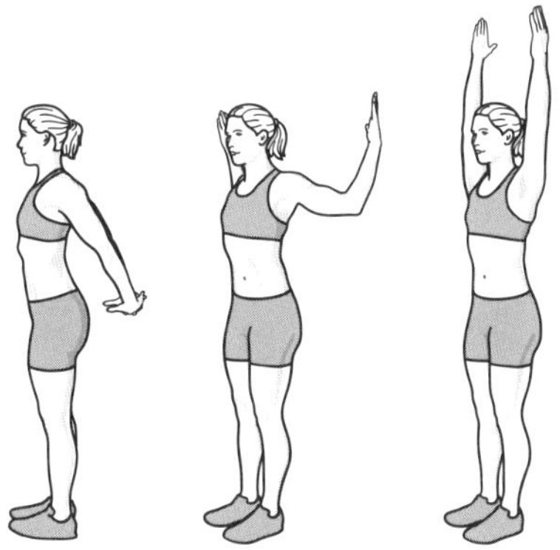

1 Schulterkarussell

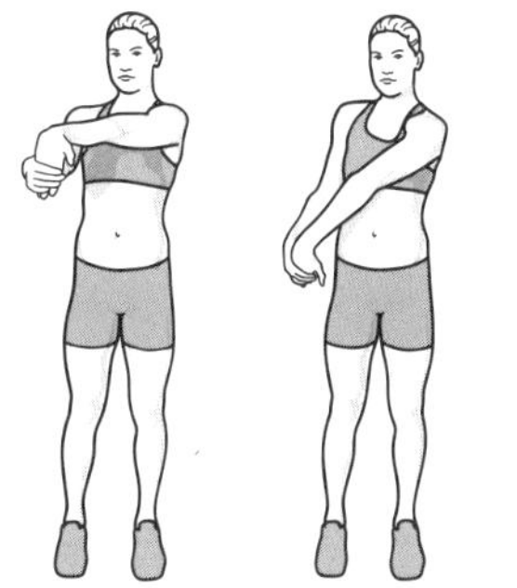

2 Armmobilisation

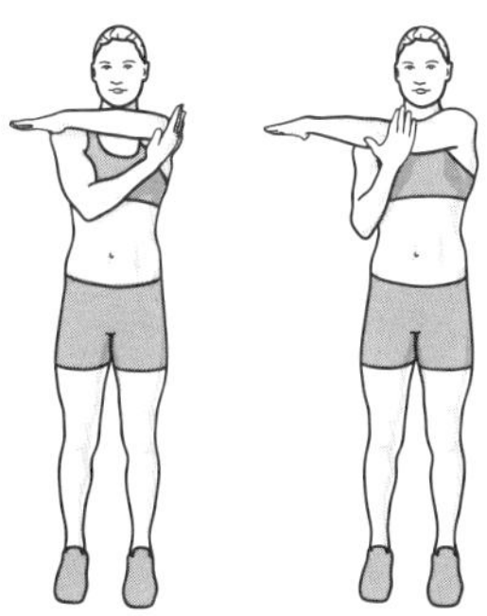

3 Schulterdehnung

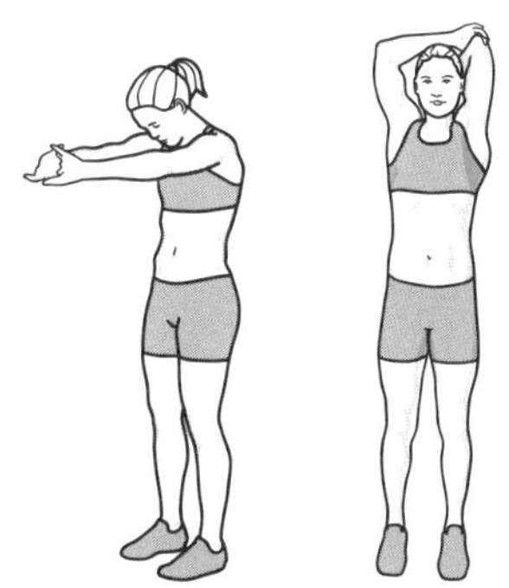

4 Schulterzug

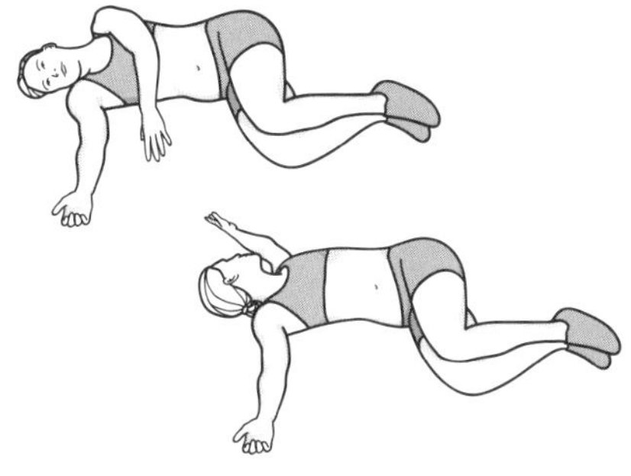

5 Oberkörperdrehung mit angewinkelten Beinen

20 Dehnungen für mehr Wohlbefinden 3 – Unterkörper

1 **2** 3

Trainingsdauer: 21–24 Minuten
Trainingsziel: Bewegungsreichweite von Hüfte und Beinen verbessern
Anwendung: bei allen Schmerzarten, zur Mobilisation und Spannungskontrolle
Equipment: Handtuch, Hocker oder Stuhl

	Übung	Zu beachten	Wdh.	Sätze	Pause in Sek.	Seite
1	Hüftstrecker	statisch – leicht federn	8–10 pro Seite	2	40	122
2	Hüft-Twist	statisch – leicht federn	8–10 pro Seite	2	40	125
3	Inline Skater	statisch – leicht federn	8–10 pro Seite	2	40	137
4	Wadendehnung	statisch – leicht federn	8–10 pro Seite	2	40	130
5	Grätschsitz	statisch – im Oberkörper leicht federn	8–10	2	40	131
6	Beinrückseite und Hüftbeuger	statisch – leicht federn	8–10 pro Seite	2	40	129
7	Drehsitz	statisch – leicht federn	8–10 pro Seite	2	40	130
8	Knie anwinkeln in der Bauchlage	statisch – leicht federn	8–10 pro Seite	2	40	120
9	Bein überschlagen	statisch – leicht federn	8–10 pro Seite	2	40	136

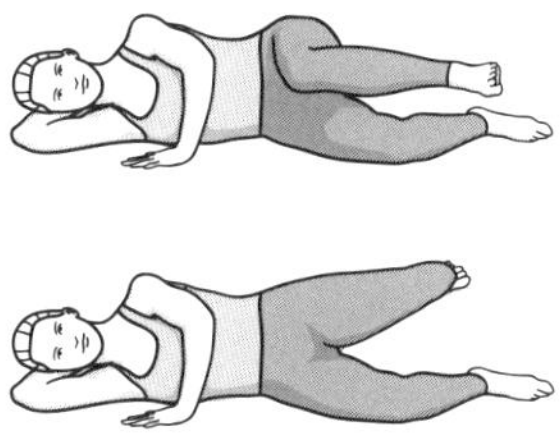

1 Hüftstrecker

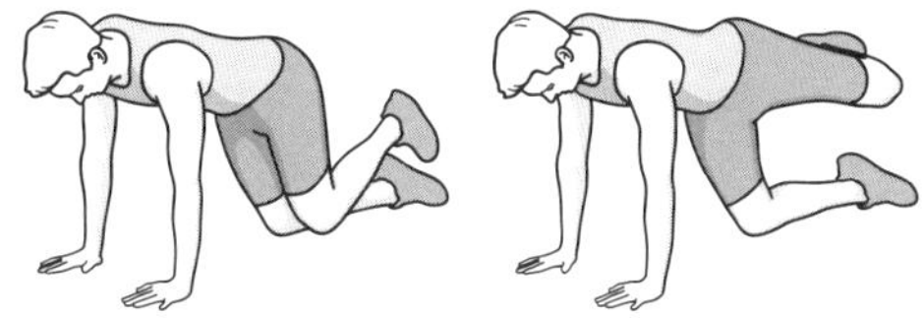

2 Hüft-Twist

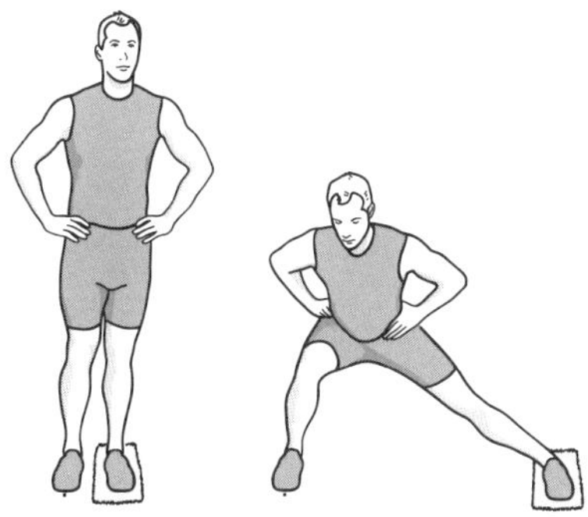

3 Inline Skater

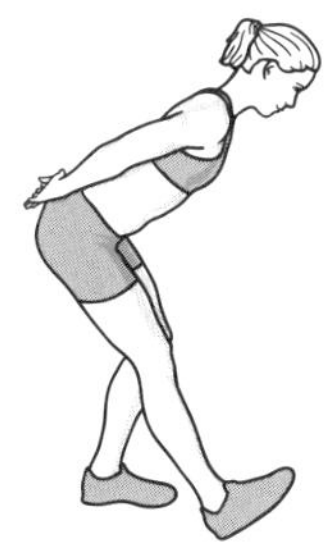

4 Wadendehnung

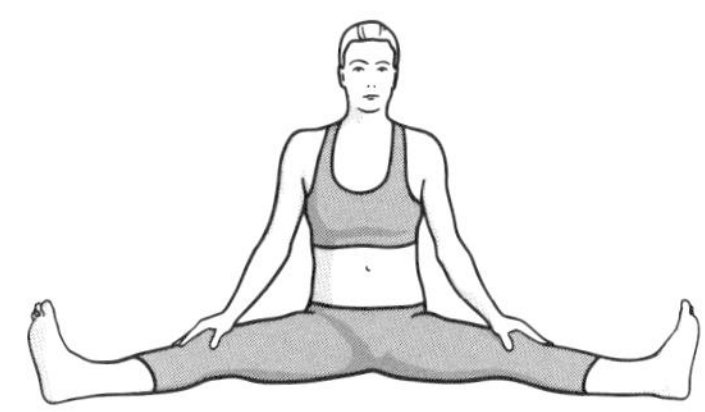

5 Grätschsitz

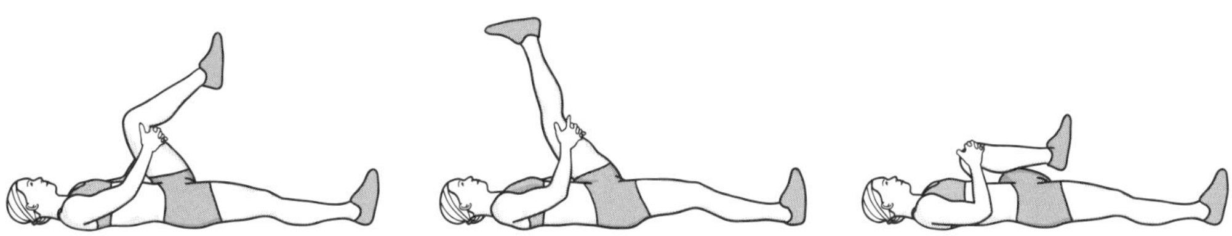

6 Beinrückseite und Hüftbeuger

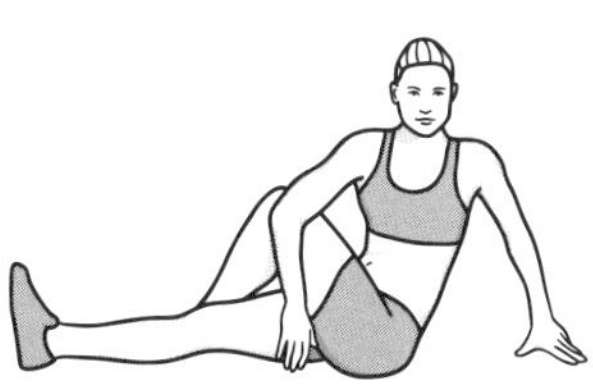

7 Drehsitz

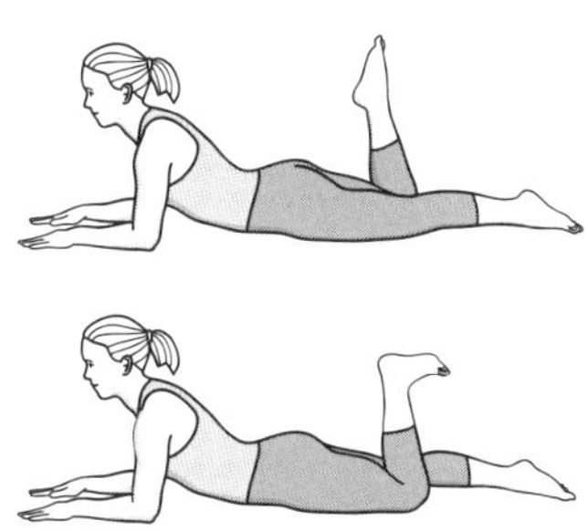

8 Knie anwinkeln in der Bauchlage

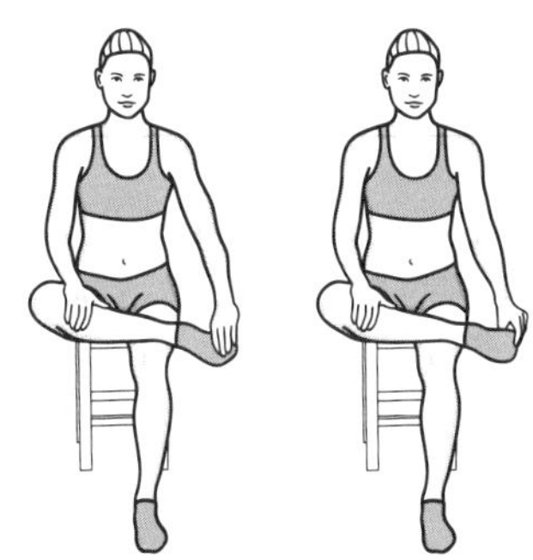

9 Bein überschlagen

21 Schmerzfreie Schultern 1 – Mobilisation

1 **2** 3

Trainingsdauer: 10–22 Minuten
Trainingsziel: Verbesserung der Schulterbeweglichkeit
Anwendung: bei schmerzhaften Schultern, zur Entspannung
Equipment: Hocker oder Stuhl

	Übung	Zu beachten	Wdh.	Sätze	Pause in Sek.	Seite
1	Schulterkarussell	dynamisch	20–30	2–3	50	124
2	Schulterdehnung	dynamisch	20–30 pro Seite	2–3	50	130
3	Schulterzug	dynamisch	20–30 pro Seite	2–3	50	131
4	Oberkörperdrehung mit angewinkelten Beinen	dynamisch	20–30 pro Seite	2–3	50	130
5	Armschwingen	dynamisch	20–30	2–3	50	121
6	Rekeln	dynamisch	20–30	2–3	50	136

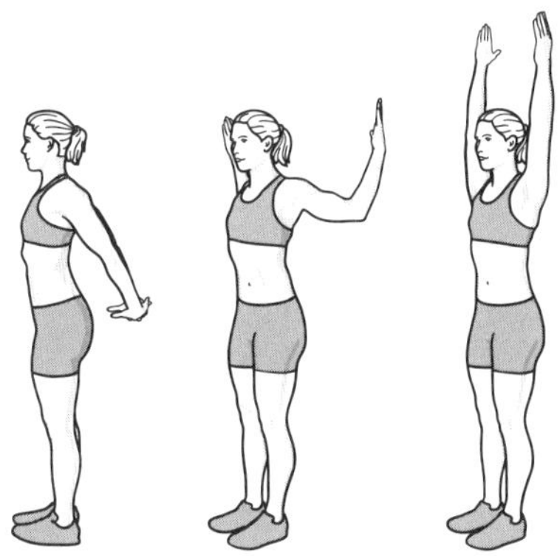

1 Schulterkarussell

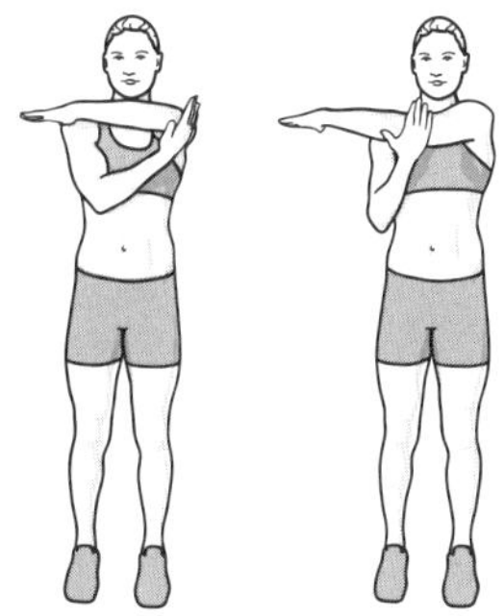

2 Schulterdehnung

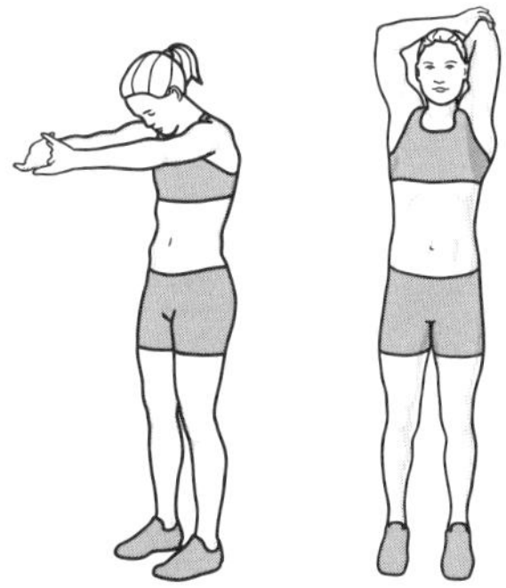

3 Schulterzug

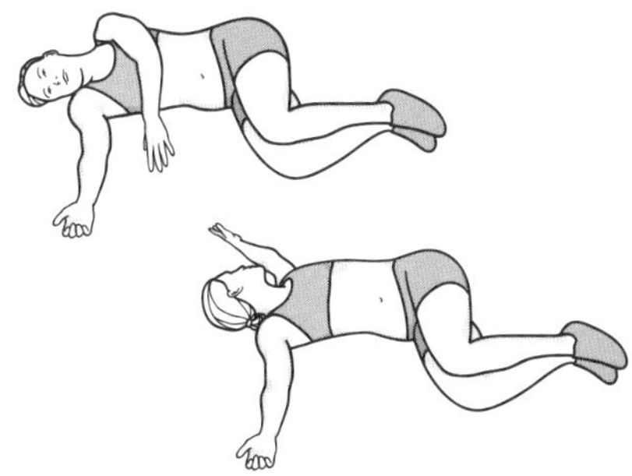

4 Oberkörperdrehung mit angewinkelten Beinen

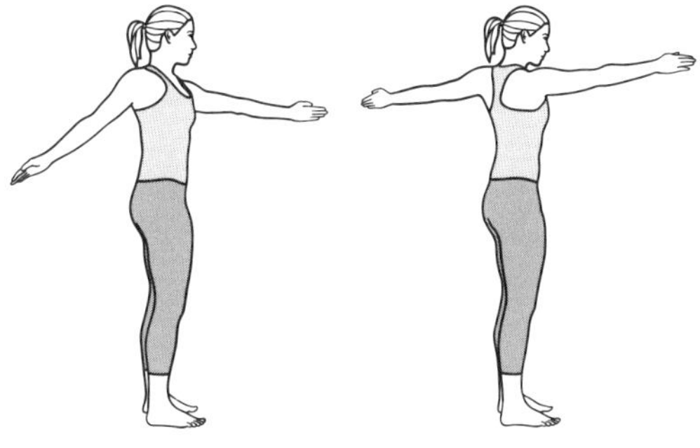

5 Armschwingen

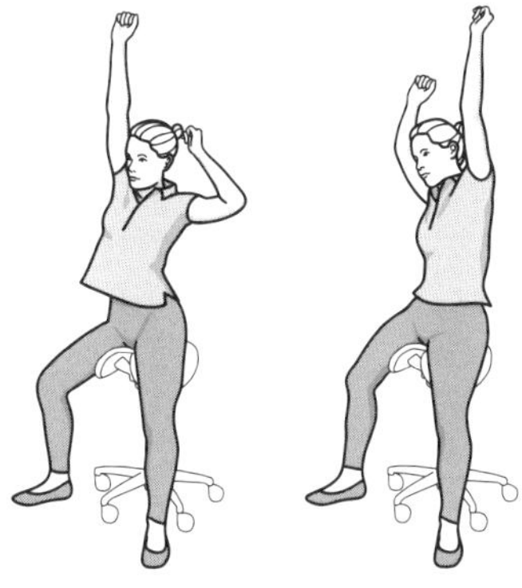

6 Rekeln

22 Schmerzfreie Schultern 2 – Kräftigung

1 **2** 3

Trainingsdauer: 7–8 Minuten
Trainingsziel: Kräftigung und Stabilisation der Schultermuskulatur
Anwendung: bei Schulterschmerzen
Equipment: Hanteln, Trainingsband

	Übung	Zu beachten	Wdh.	Sätze	Pause in Sek.	Seite
1	Seitheben	dynamisch	18	2	60	132
2	Schulterdreher	dynamisch	18	2	60	134
3	Rudern	dynamisch	18	2	60	132
4	Nackendrücken	dynamisch	18	2	60	132

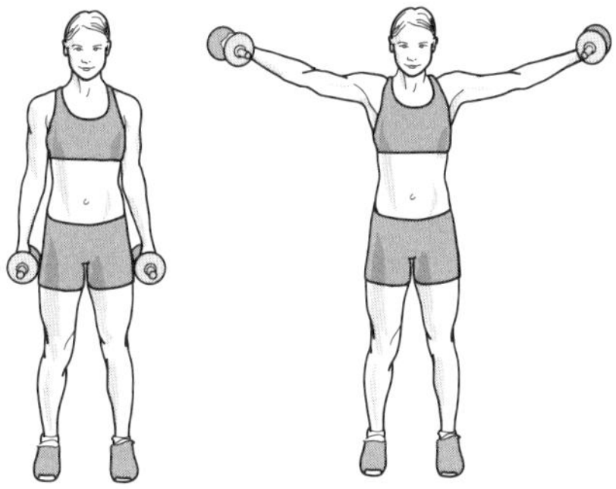

1 Seitheben

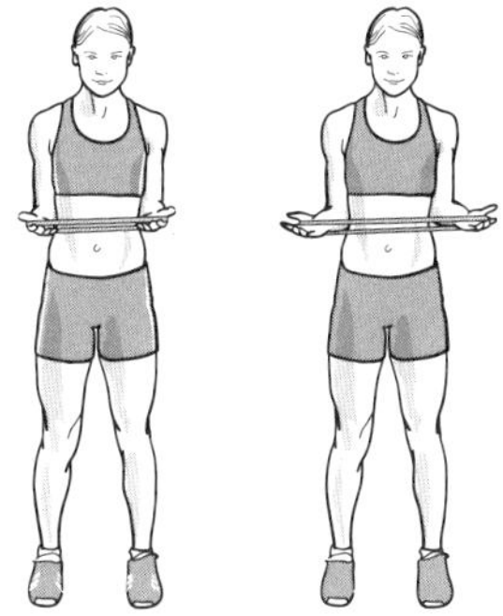

2 Schulterdreher

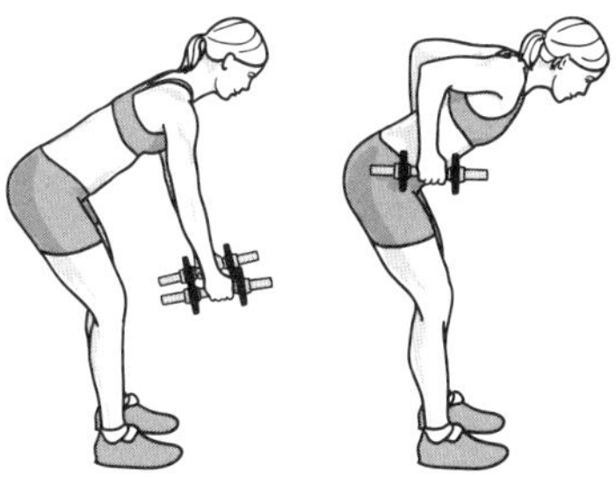

3 Rudern

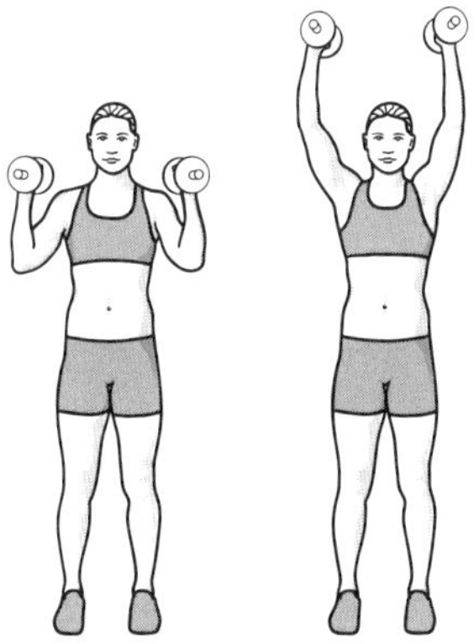

4 Nackendrücken

23 Schmerzfreie Schultern 3 – Kräftigung intensiv

1 **2** 3

Trainingsdauer: 8–13 Minuten
Trainingsziel: Kräftigung der Schultermuskulatur
Anwendung: bei Schulterschmerzen

	Übung	Zu beachten	Wdh.	Sätze	Pause in Sek.	Seite
1	Spiderman	dynamisch	20	2–3	40–50	138
2	Tapping Hands in der Liegestützposition	dynamisch	20	2–3	40–50	140
3	Bärenstand und -gang	dynamisch	20	2–3	40–50	125
4	Body Slider	dynamisch	20	2–3	40–50	126

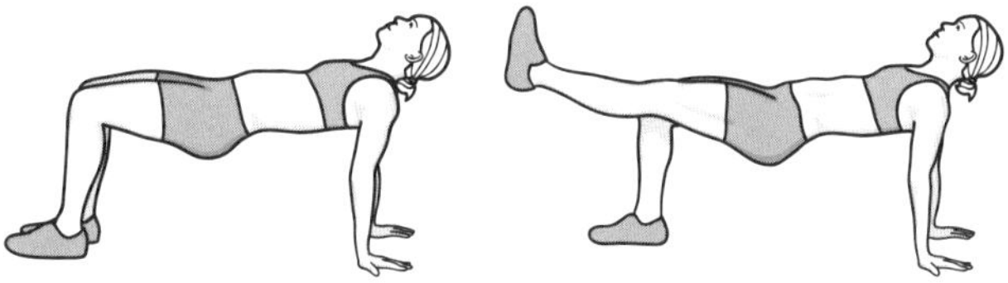

1 Spiderman

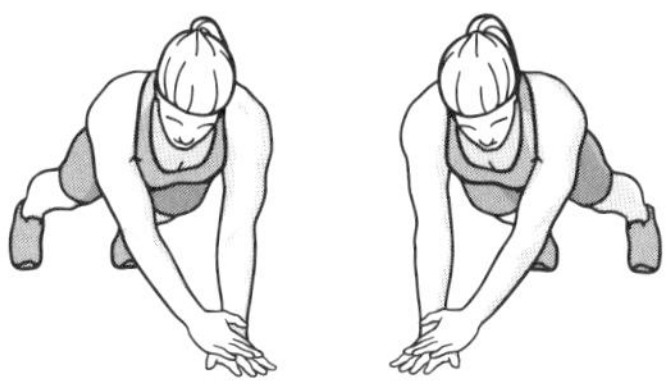

2 Tapping Hands in der Liegestützposition

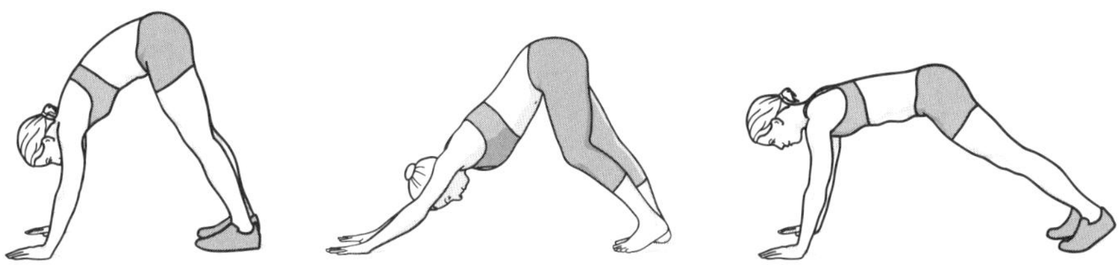

3 Bärenstand und -gang

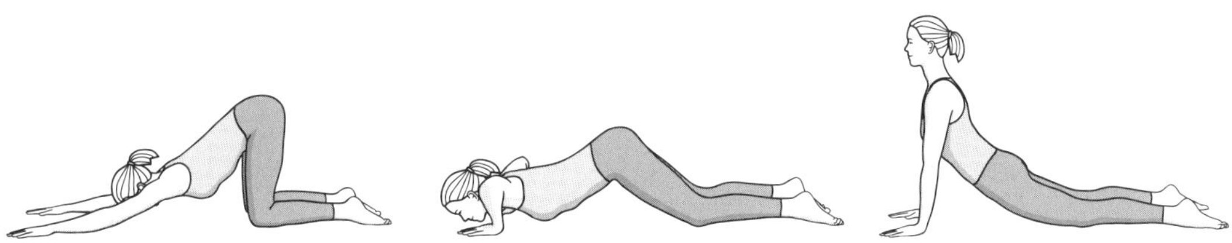

4 Body Slider

24 Schmerzfreie Hüften – Mobilisation 1

Trainingsdauer: 10 Minuten
Trainingsziel: Verbesserung der Hüftbeweglichkeit
Anwendung: bei Schmerzen in der Hüftregion und Lendenwirbelsäulenbeschwerden

1 **2** 3

	Übung	Zu beachten	Wdh.	Sätze	Pause in Sek.	Seite
1	Beinrückseite und Hüftbeuger	dynamisch	20 pro Seite	2	30	129
2	Rückneigen	dynamisch	20	2	30	125
3	Seitsitz	dynamisch	20	2	30	122
4	Beininnenseite heben	dynamisch	20 pro Seite	2	30	127
5	Drehsitz	dynamisch	20 pro Seite	2	30	130
6	Bridging	dynamisch	20	2	30	139

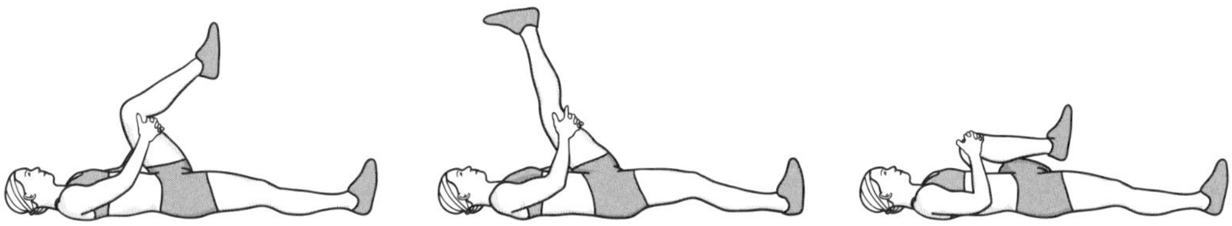

1 Beinrückseite und Hüftbeuger

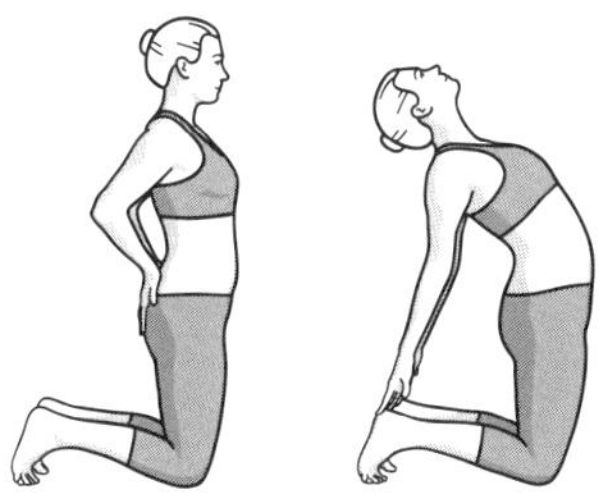

2 Rückneigen

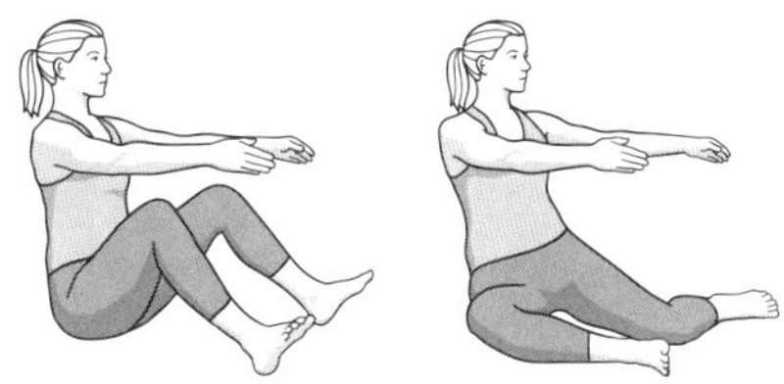

3 Seitsitz

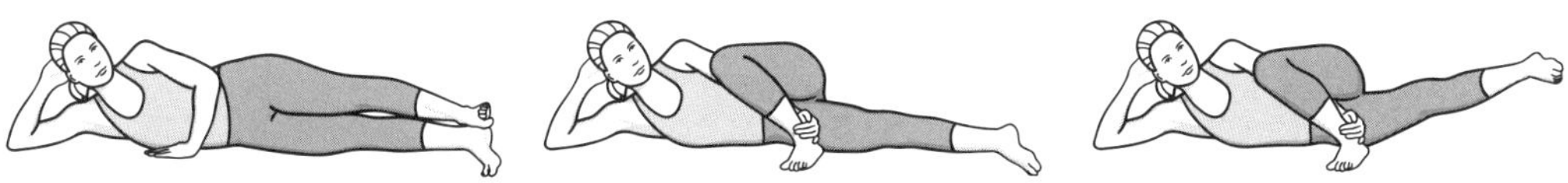

4 Beininnenseite heben

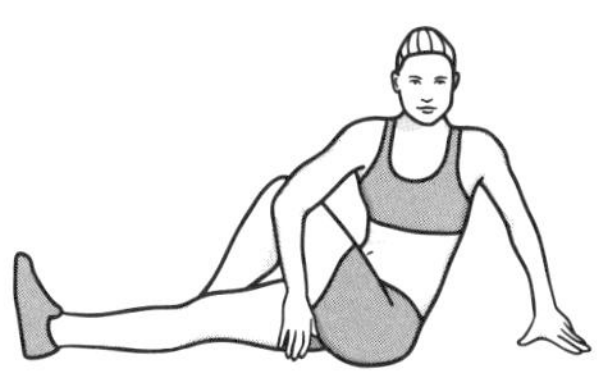

5 Drehsitz

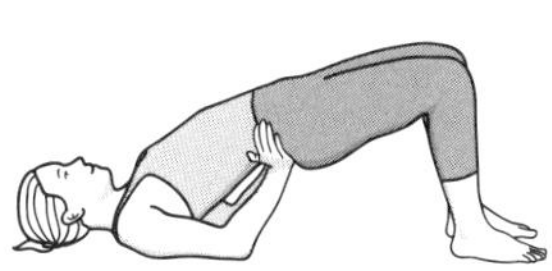
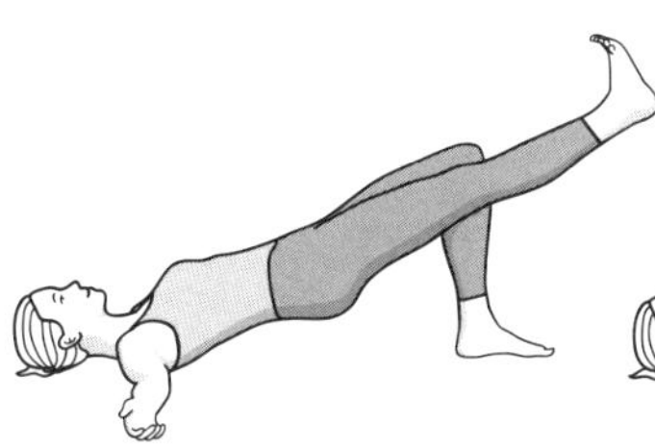
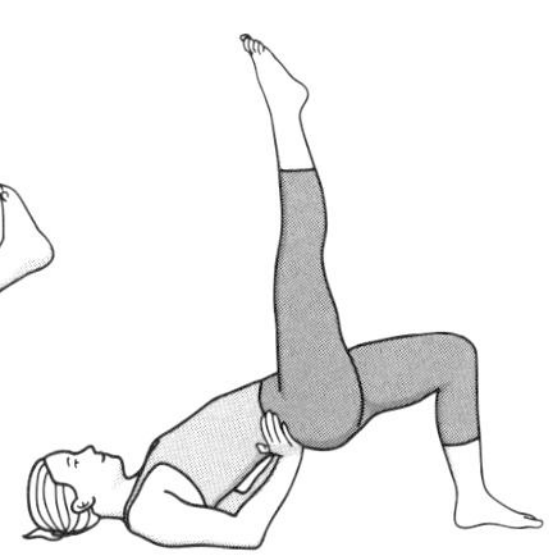

6 Bridging

25 Schmerzfreie Hüften – Mobilisation 2

Trainingsdauer: 6–10 Minuten
Trainingsziel: Verbesserung der Hüftbeweglichkeit
Anwendung: bei Hüftschmerzen, zur Entspannung

1 **2** 3

	Übung	Zu beachten	Wdh.	Sätze	Pause in Sek.	Seite
1	Langsitz	dynamisch	20–25	2–3	30	122
2	Body Slider	dynamisch	20–25	2–3	30	126
3	Rotation im Grätschsitz	dynamisch	20–25	2–3	30	124
4	Twist	dynamisch	20–25	2–3	30	140

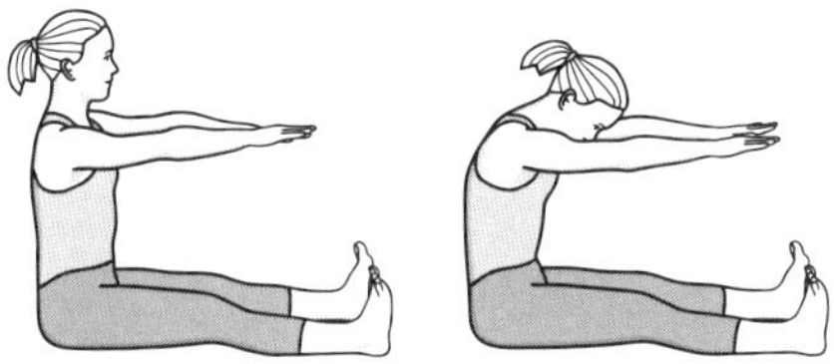

1 Langsitz

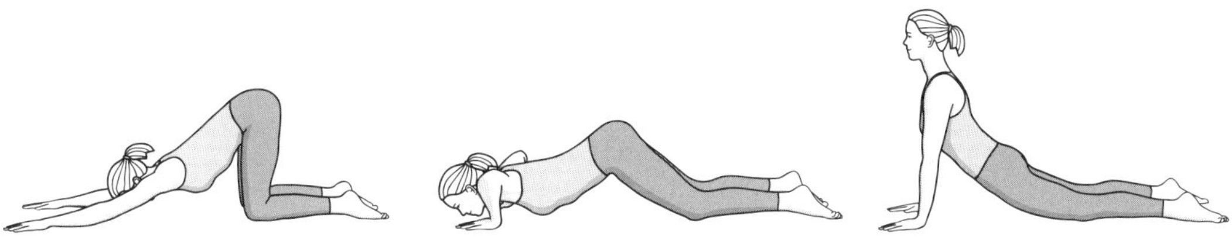

2 Body Slider

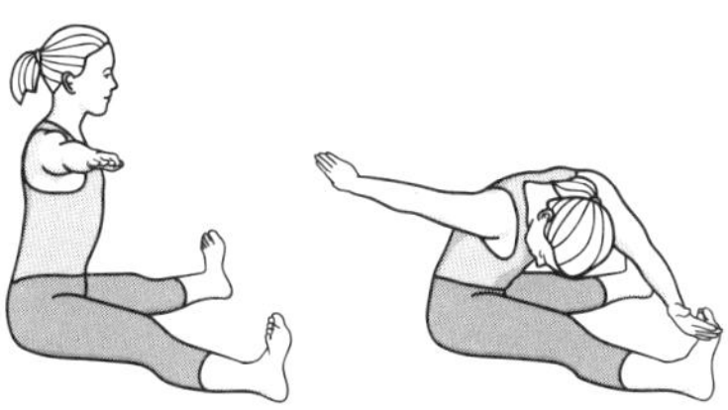

3 Rotation im Grätschsitz

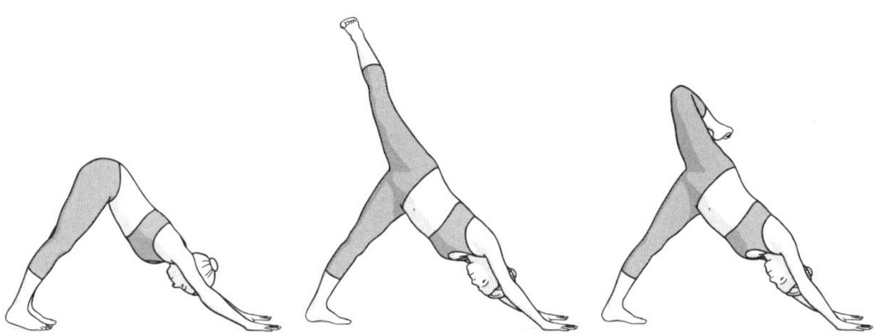

4 Twist

26 Schmerzfreie Hüften – Kräftigung

Trainingsdauer: 16–17 Minuten
Trainingsziel: Kräftigung und Stabilisation der Hüftmuskulatur
Anwendung: bei Hüftschmerzen

1 **2** 3

	Übung	Zu beachten	Wdh.	Sätze	Pause in Sek.	Seite
1	Hüftstrecker	dynamisch – leicht federn	18–20 pro Seite	3	50	122
2	Hüft-Twist	dynamisch – leicht federn	18–20 pro Seite	3	50	125
3	Kniebeuge	dynamisch – leicht federn	18–20	3	50	122
4	Wechselsprünge	dynamisch – leicht federn	18–20	3	50	139
5	Plank Turn	dynamisch – leicht federn	18–20	3	50	139
6	Ausfallschritte mit Oberkörper-gegendrehung	dynamisch – leicht federn	18–20	3	50	127

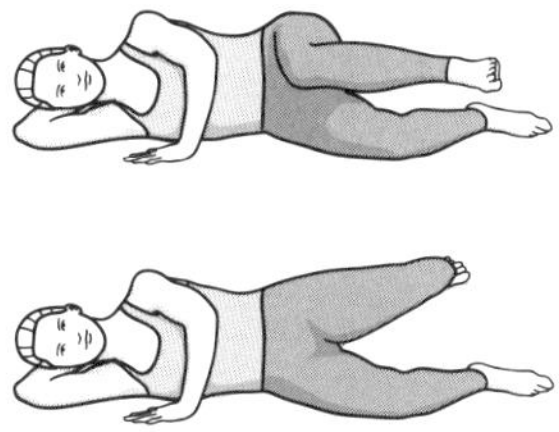

1 Hüftstrecker

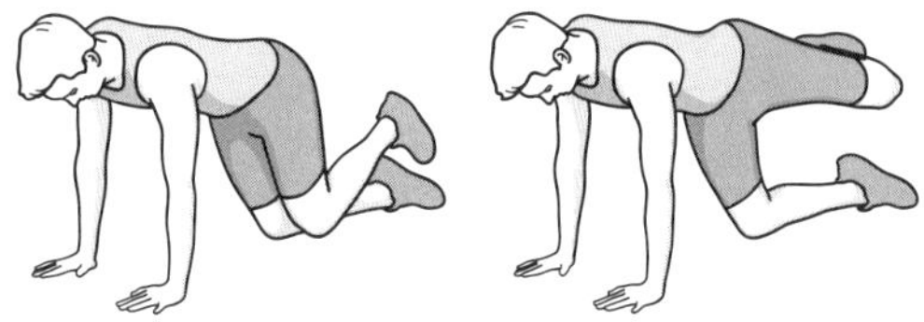

2 Hüft-Twist

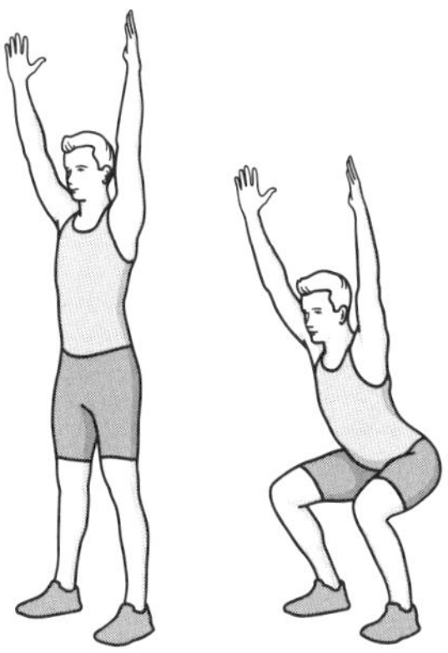

3 Kniebeuge

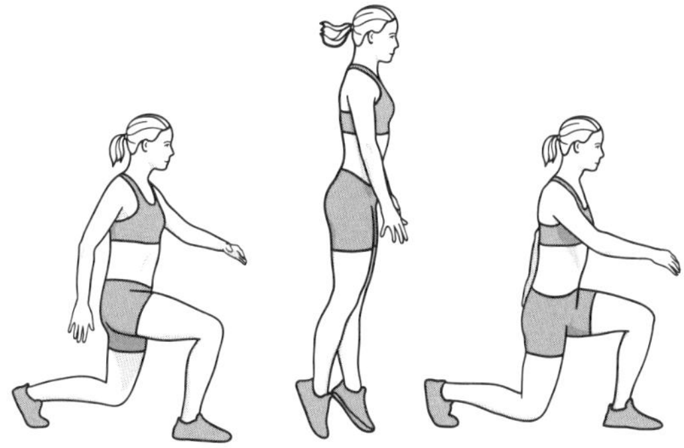

4 Wechselsprünge

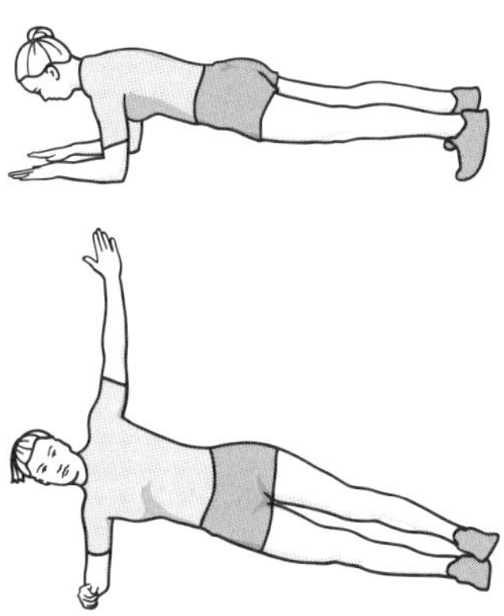

5 Plank Turn

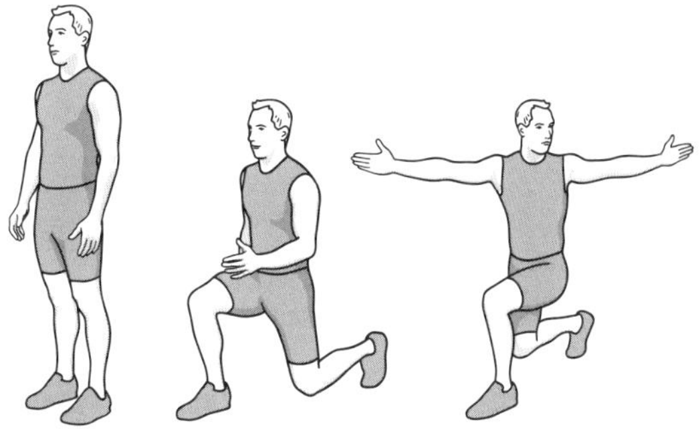

6 Ausfallschritte mit Oberkörpergegendrehung

27 Schmerzfreie Füße – Mobilisation

Trainingsdauer: 9–15 Minuten
Trainingsziel: Verbesserung Fußgelenkbeweglichkeit
Anwendung: bei schmerzhaften Füßen, zur Entspannung
Equipment: Faszienrolle, Faszien- oder Tennisball, Hocker oder Stuhl

1 **2** 3

	Übung	Zu beachten	Wdh.	Sätze	Pause in Sek.	Seite
1	Bärenstand und -gang	dynamisch	30	2	40	125
2	Sprunggelenk-mobilisation	dynamisch	30 pro Seite	2	40	123
3	Bein überschlagen	dynamisch	10 pro Seite	2	40	136
4	Unterschenkel-Rollout	dynamisch	30 pro Seite	2	40	141
5	Fußsohlen-Rollout	dynamisch	10 pro Seite	2	40	143
6	Waden-Release	dynamisch	10 pro Seite	2	40	143

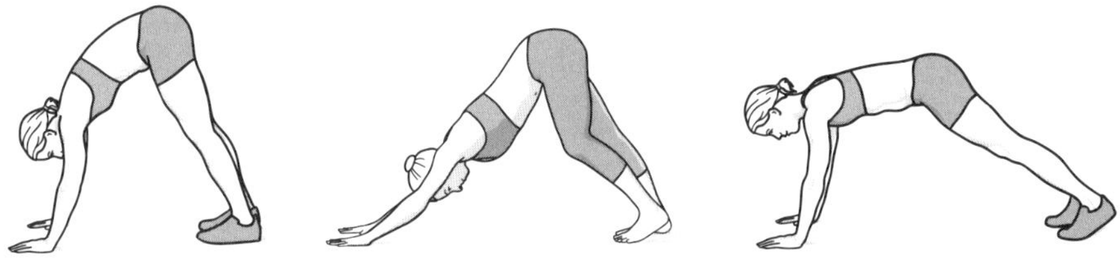

1 Bärenstand und -gang

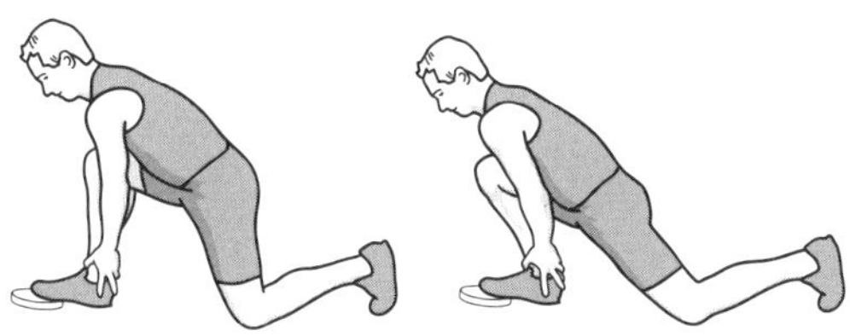

2 Sprunggelenkmobilisation

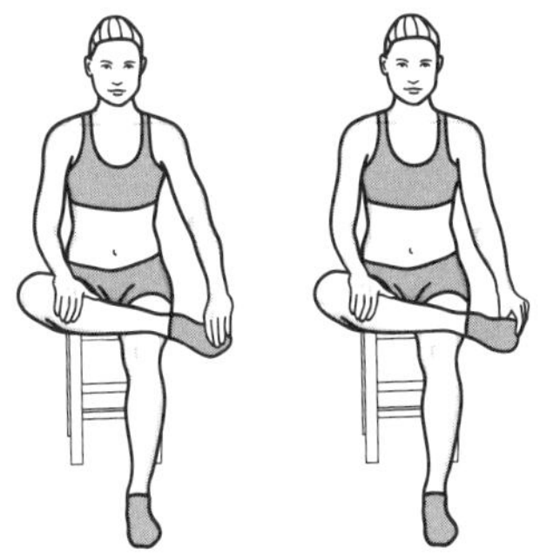

3 Bein überschlagen

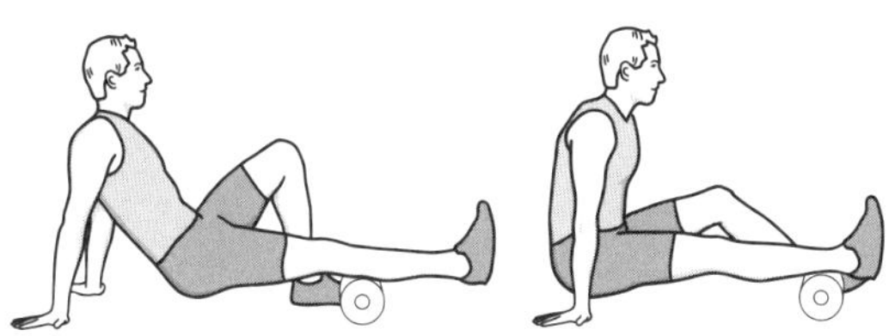

4 Unterschenkel-Rollout

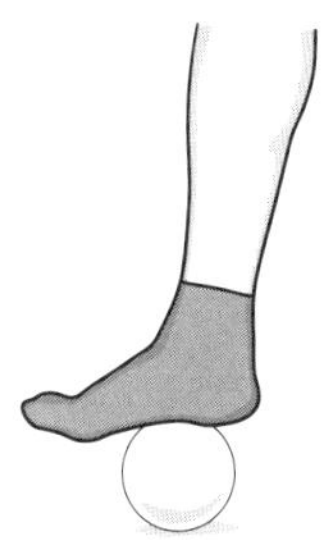

5 Fußsohlen-Rollout

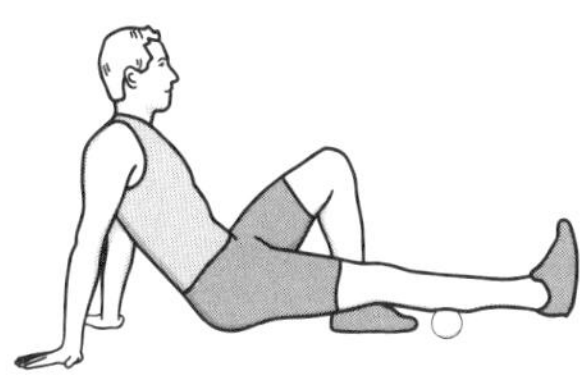

6 Waden-Release

28 Schmerzfreie Füße – Kräftigung

Trainingsdauer: 15–22 Minuten
Trainingsziel: Kraftsteigerung der Fußmuskulatur
Anwendung: bei Fußschmerzen, zur Stabilisation
Equipment: Trainingsband, Handtuch

1 **2** 3

	Übung	Zu beachten	Wdh.	Sätze	Pause in Sek.	Seite
1	Wechselsprünge	dynamisch	18–20	2–3	50	139
2	Zehen- und Fersengang	dynamisch	18–20	2–3	50	128
3	Anfersen	dynamisch	18–20 pro Seite	2–3	50	120
4	Mountain Climber	dynamisch	18–20	2–3	50	137
5	Bridging	dynamisch	18–20	2–3	50	139
6	Bein abspreizen	dynamisch	18–20 pro Seite	2–3	50	134

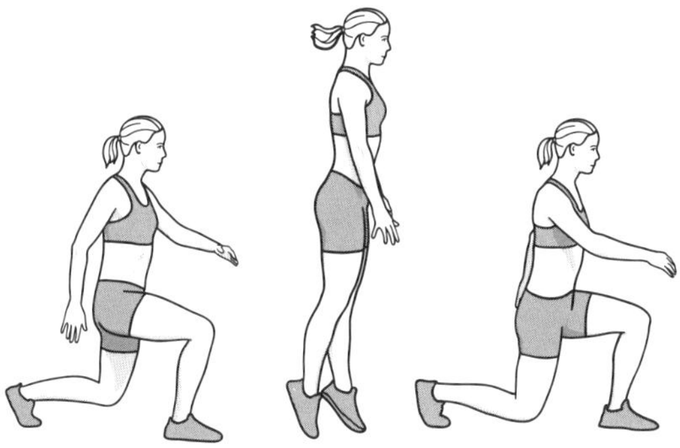

1 Wechselsprünge

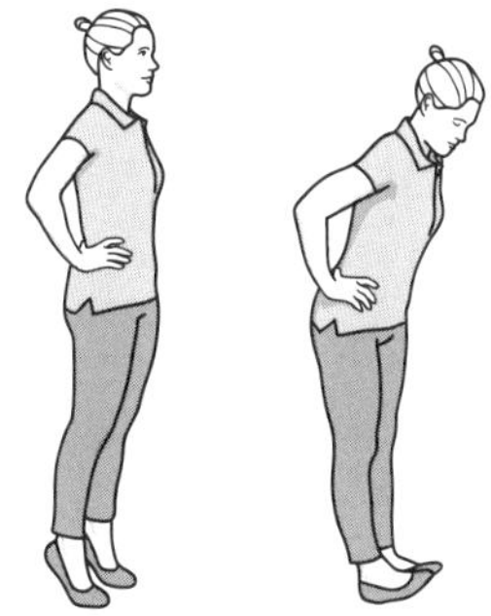

2 Zehen- und Fersengang

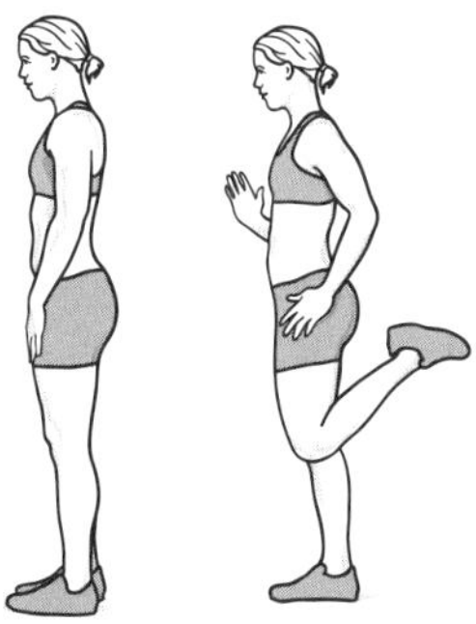

3 Anfersen

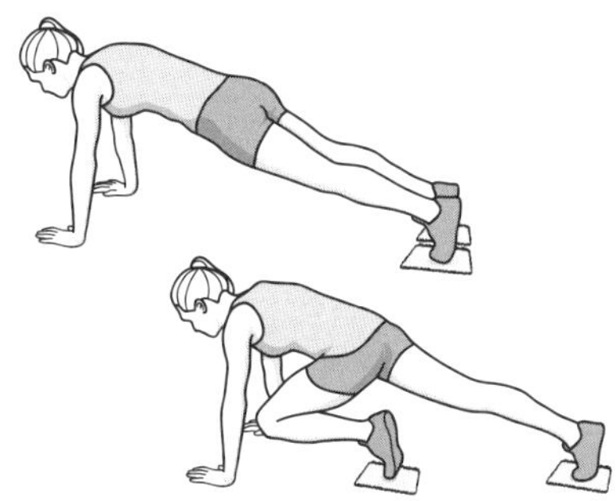

4 Mountain Climber

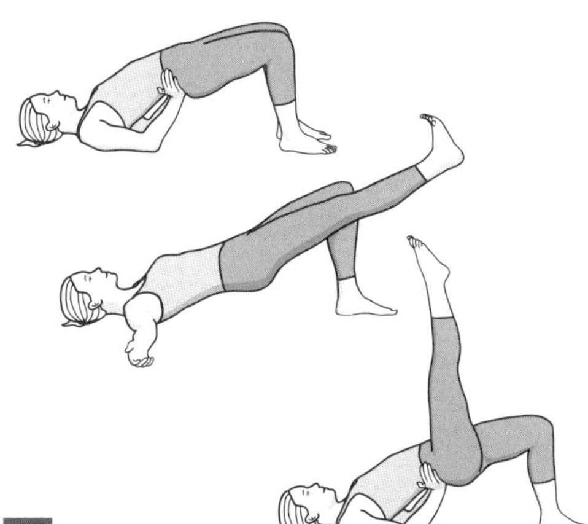

5 Bridging

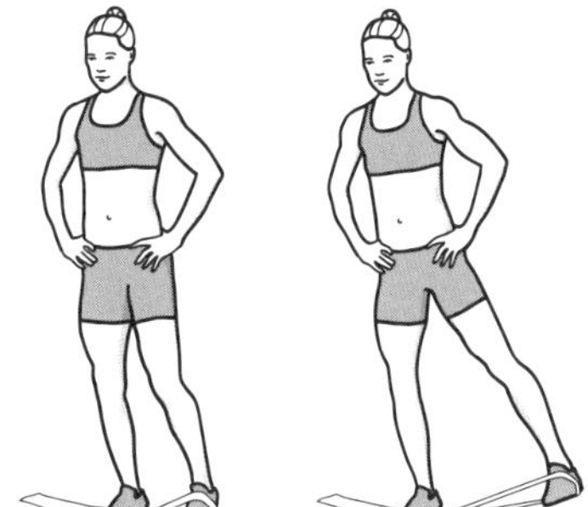

6 Bein abspreizen

29 Entspannung über Druckpunkte – Akupressur

1 **2** 3

Trainingsdauer: 10 Minuten
Trainingsziel: lokale Gewebeentspannung mit Release-Techniken
Anwendung: alle Schmerzarten, zur Entspannung und Tonuskontrolle
Equipment: Faszien- oder Tennisball, Faszienrolle

	Übung	Zu beachten	Wdh.	Sätze	Pause	Seite
1	Nacken-Rollout	Druck halten	1	1	–	142
2	Thorax- und Schulter-Release	Druck halten	1	1	–	143
3	Leisten-Release	Druck halten	1 pro Seite	1	–	143
4	Waden-Release	Druck halten	1 pro Seite	1	–	143
5	Fußsohlen-Rollout	Druck halten	1 pro Seite	1	–	143

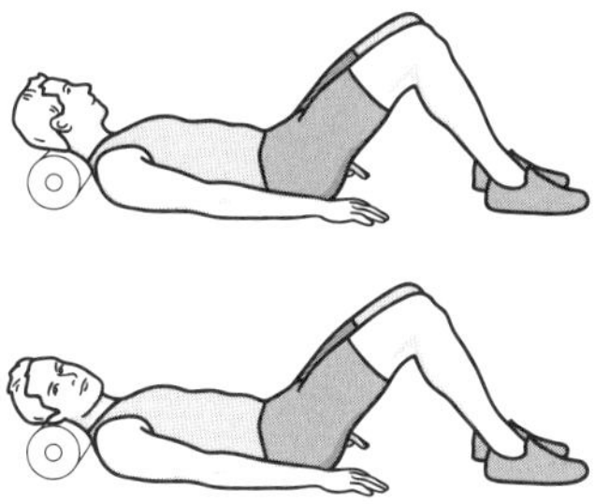

1 Nacken-Rollout

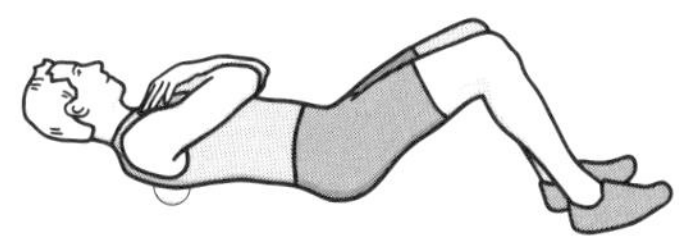

2 Thorax- und Schulter-Release

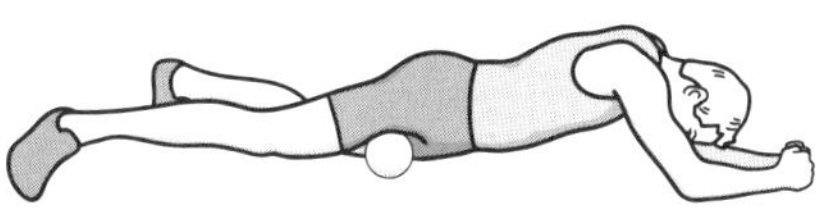

3 Leisten-Release

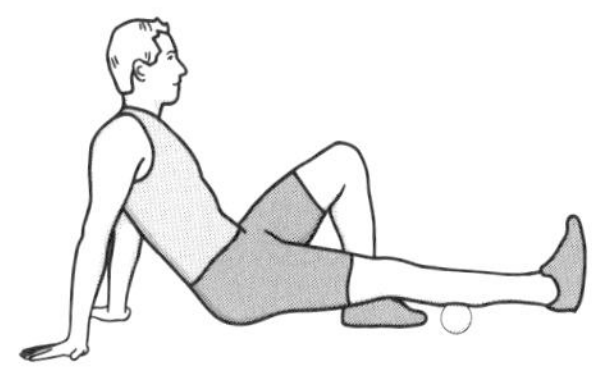

4 Waden-Release

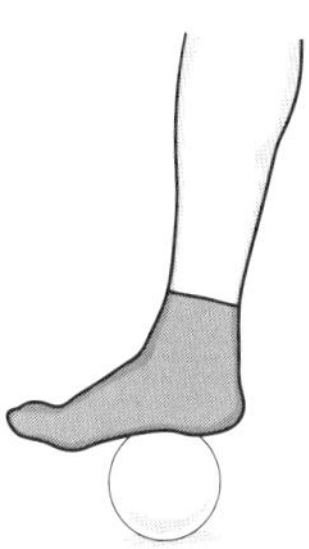

5 Fußsohlen-Rollout

30 Rollout der häufigsten Verspannungszonen

Trainingsdauer: 9 Minuten
Trainingsziel: lokale Entspannung durch Rollout-Techniken
Anwendung: alle Schmerzarten, zur Entspannung und Tonuskontrolle
Equipment: Faszienrolle, Faszien- oder Tennisball

1 **2** 3

	Übung	Zu beachten	Wdh.	Sätze	Pause	Seite
1	Thorax-Rollout stehend	dynamisch	10–12	2–3	–	141
2	Thorax-Rollout liegend	dynamisch	10–12	2–3	–	141
3	Gesäß-Rollout	dynamisch	10–12 pro Seite	2–3	–	142
4	Unterschenkel-Rollout	dynamisch	10–12	2–3	–	141
5	Nacken-Rollout	dynamisch	10–12	2–3	–	142
6	Fußsohlen-Rollout	dynamisch	10–12 pro Seite	2–3	–	143

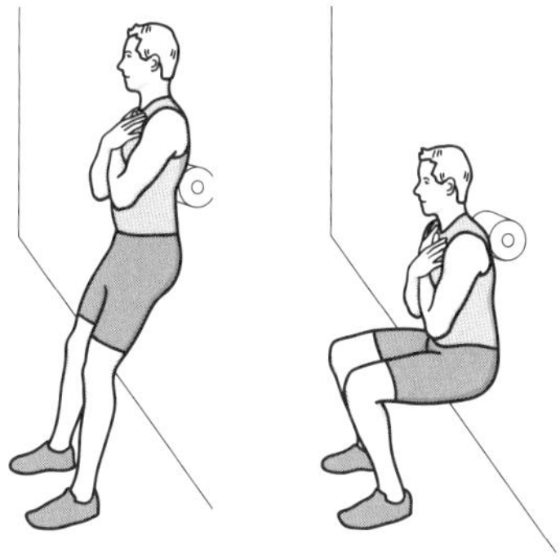

1 Thorax-Rollout stehend

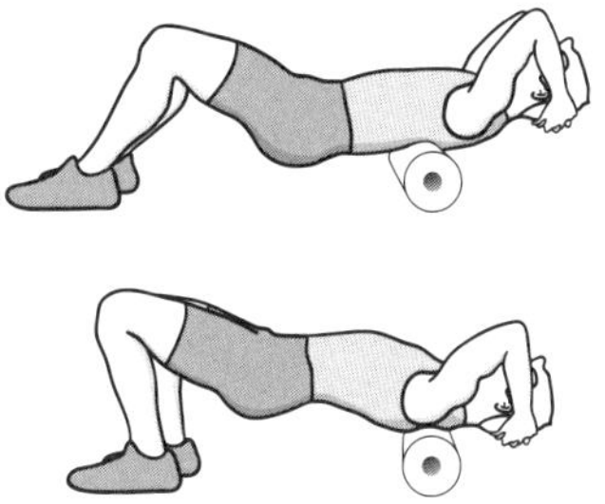

2 Thorax-Rollout liegend

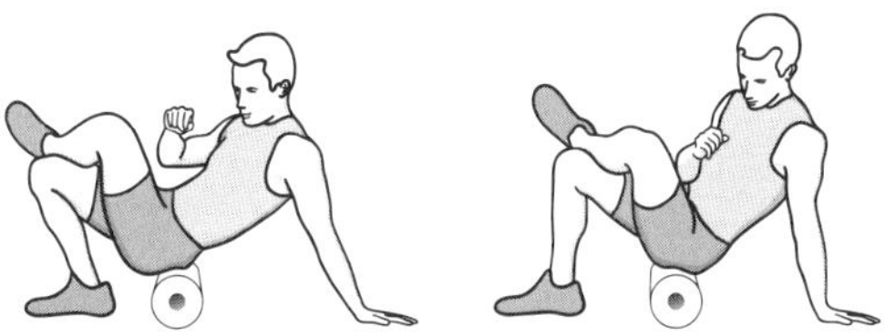

3 Gesäß-Rollout

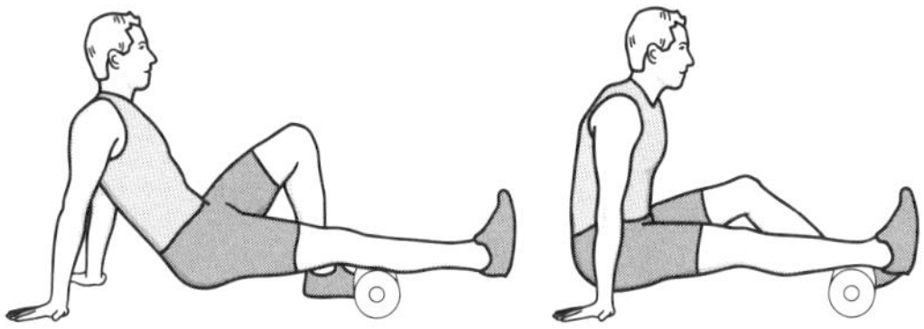

4 Unterschenkel-Rollout

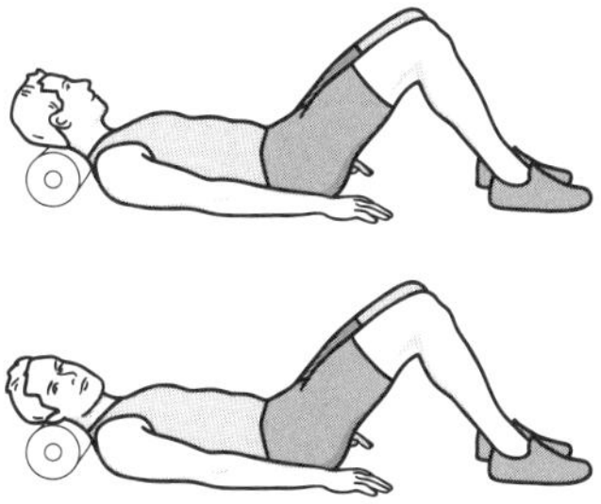

5 Nacken-Rollout

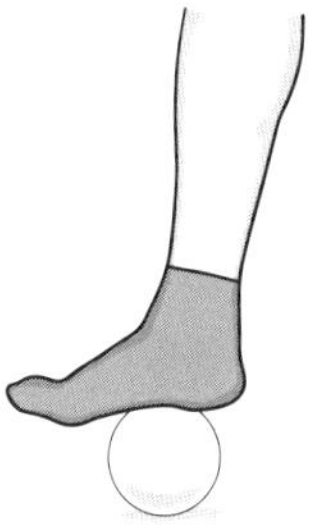

6 Fußsohlen-Rollout

31 Schmerzfreier Ellbogen – Mobilisation

Trainingsdauer: 12 Minuten
Trainingsziel: Verbesserung der Ellbogenbeweglichkeit
Anwendung: Ellbogenschmerzen, zur Entspannung und Bewegungskontrolle

1 **2** 3

	Übung	Zu beachten	Wdh.	Sätze	Pause in Sek.	Seite
1	Schulterzug	dynamisch	20	2	30	131
2	Armmobilisation	dynamisch	20	2	30	123
3	Schulterkarussell	dynamisch	20	2	30	124
4	Schulterdehnung	dynamisch	20	2	30	130
5	Armdrehen	dynamisch	20 pro Seite	2	30	121
6	Miniwindmühle	dynamisch	20 pro Seite	2	30	126

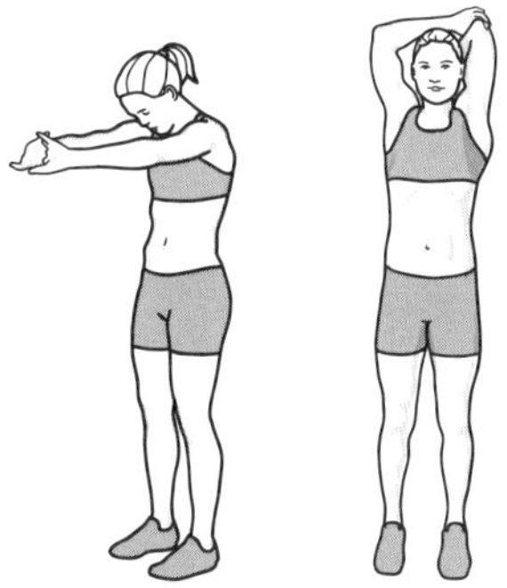

1 Schulterzug

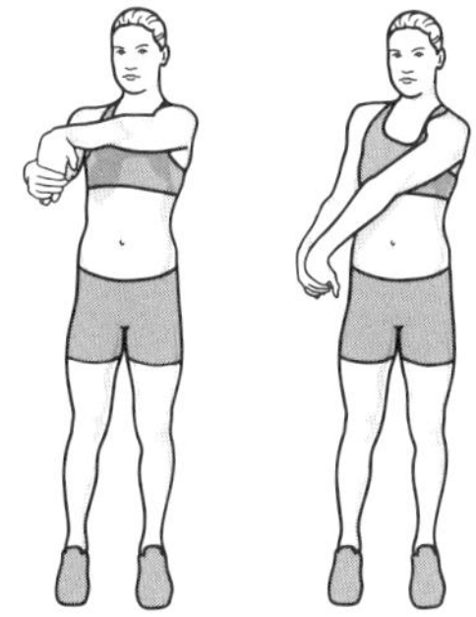

2 Armmobilisation

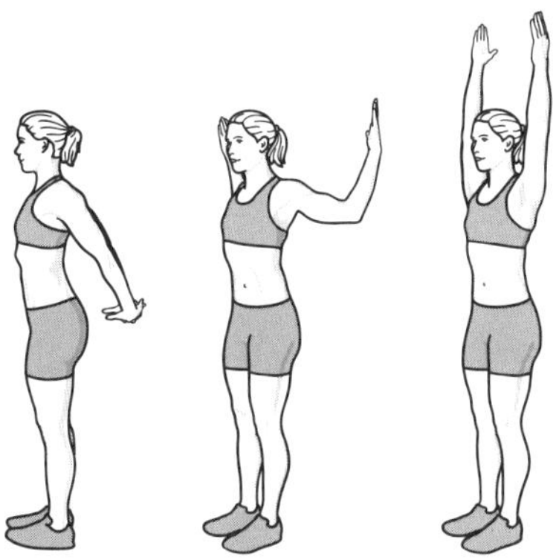

3 Schulterkarussell

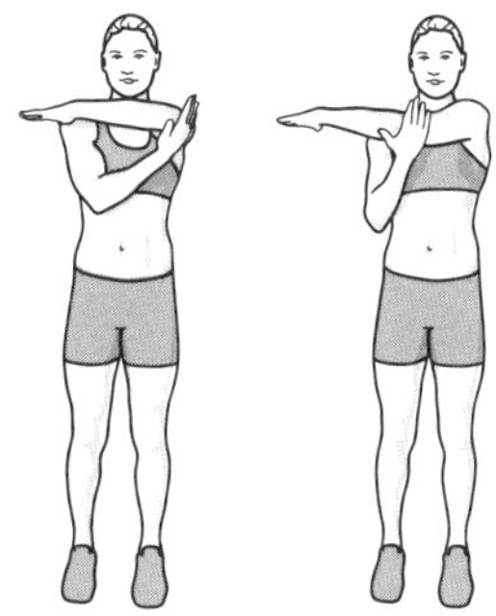

4 Schulterdehnung

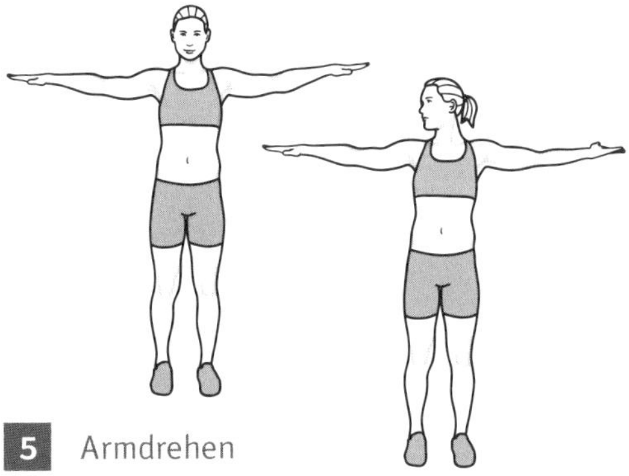

5 Armdrehen

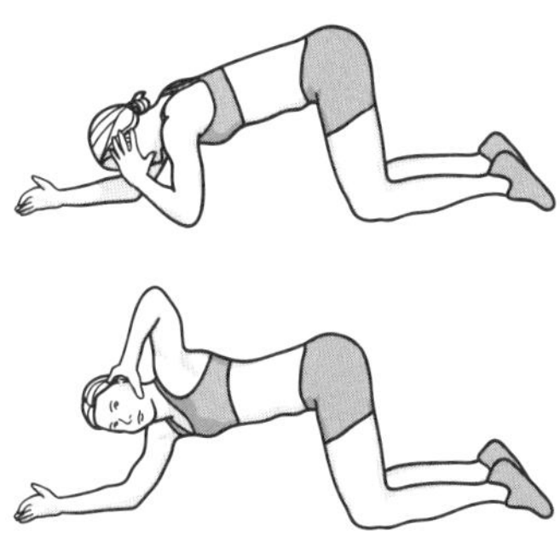

6 Miniwindmühle

32 Schmerzfreier Ellbogen – Kräftigung

Trainingsdauer: 18–24 Minuten
Trainingsziel: Verbesserung der Kraft
Anwendung: Schmerzen im Ellbogen und Oberarm, zur Stabilisation
Equipment: Hanteln, Handtuch

1 **2** 3

	Übung	Zu beachten	Wdh.	Sätze	Pause in Sek.	Seite
1	Body Slider	dynamisch	15–18	3	50	126
2	Bärenstand und -gang	dynamisch	15–18	3	50	125
3	Nackendrücken	dynamisch	15–18	3	50	132
4	Pull Back	dynamisch	15–18	3	50	132
5	Spiderman	dynamisch	15–18	3	50	138
6	Mountain Climber	dynamisch	15–18	3	50	137

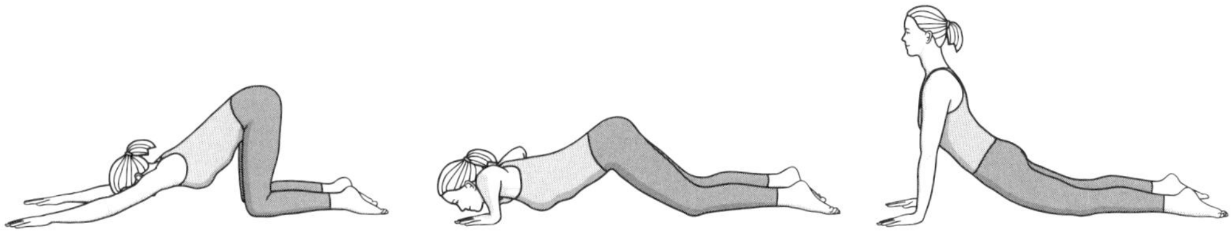

1 Body Slider

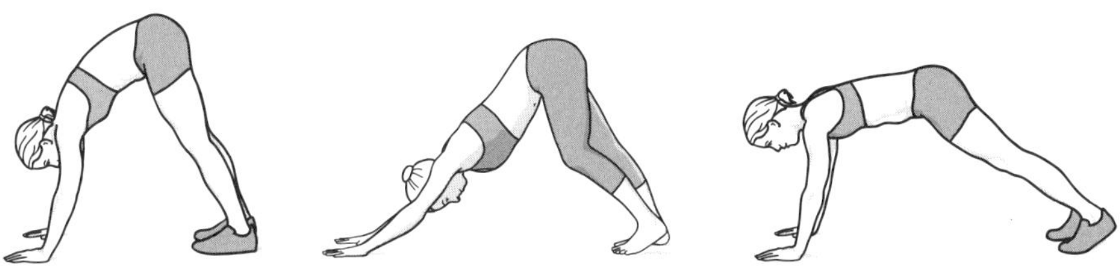

2 Bärenstand und -gang

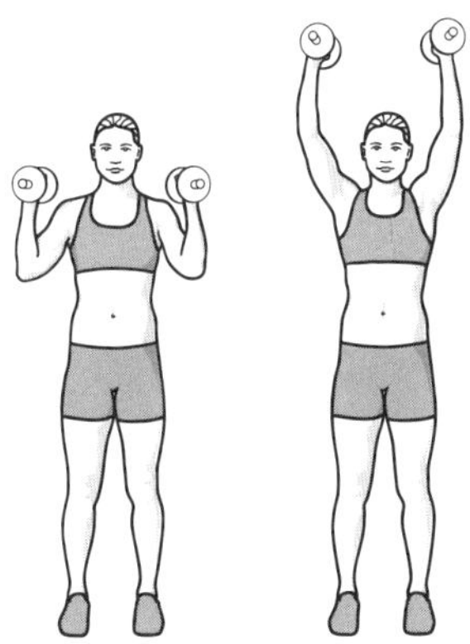

3 Nackendrücken

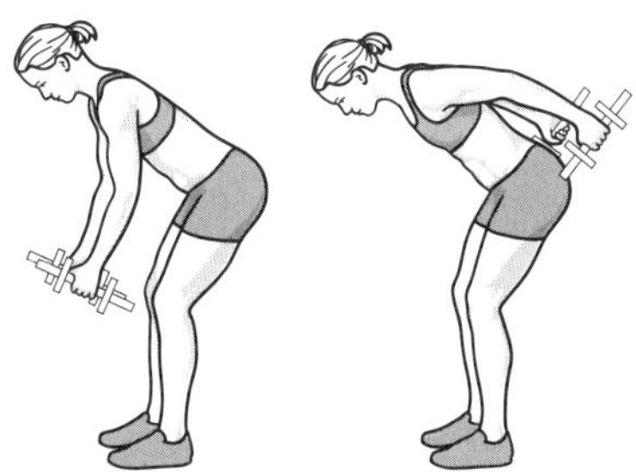

4 Pull Back

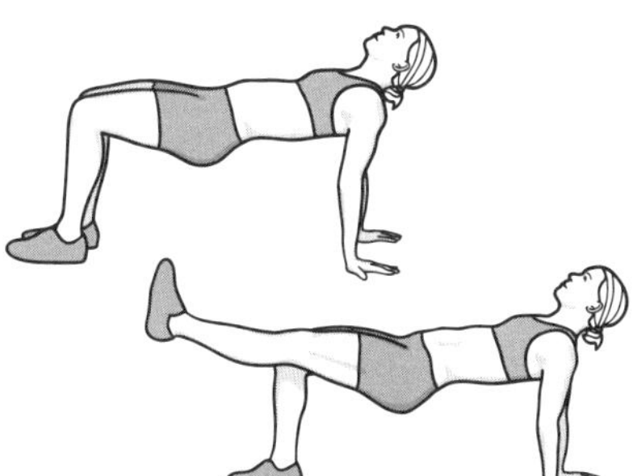

5 Spiderman

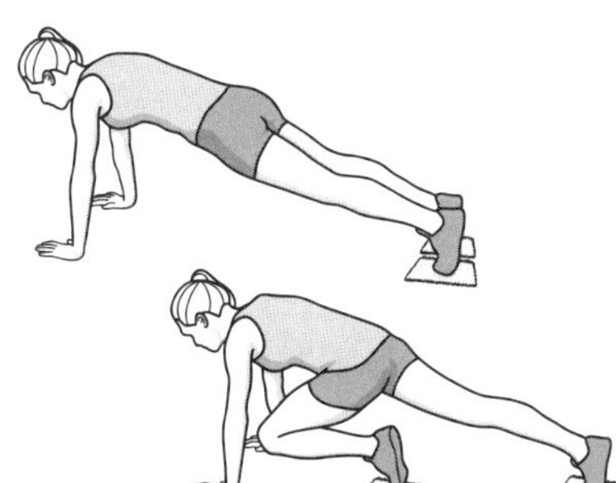

6 Mountain Climber

33 Mobilisation des Nervensystems – ausstrahlende Schmerzen in den Rumpf

1 2 **3**

Trainingsdauer: 12–14 Minuten
Trainingsziel: Verbesserung der Bewegungstoleranz und Reduktion von Schmerz
Anwendung: bei Rücken- und Nackenschmerzen mit Ausstrahlung der Schmerzen

	Übung	Zu beachten	Wdh.	Sätze	Pause in Sek.	Seite
1	Langsitz	dynamisch-elastisch	8–10	2	30	122
2	Päckchenlage	dynamisch-elastisch	8–10	2	30	121
3	Beinschieber	dynamisch-elastisch	8–10	2	30	120
4	Langsitz – Hürdensitz	dynamisch-elastisch	8–10	2	30	129
5	Bärenstand und -gang	dynamisch-elastisch	8–10	2	30	125
6	Drehsitz	dynamisch-elastisch	8–10	2	30	130
7	Spiderman	dynamisch-elastisch	8–10	2	30	138
8	Twist	dynamisch-elastisch	8–10	2	30	140

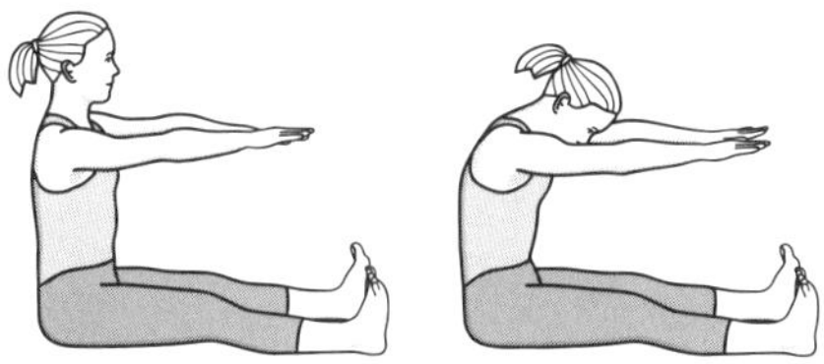

1 Langsitz

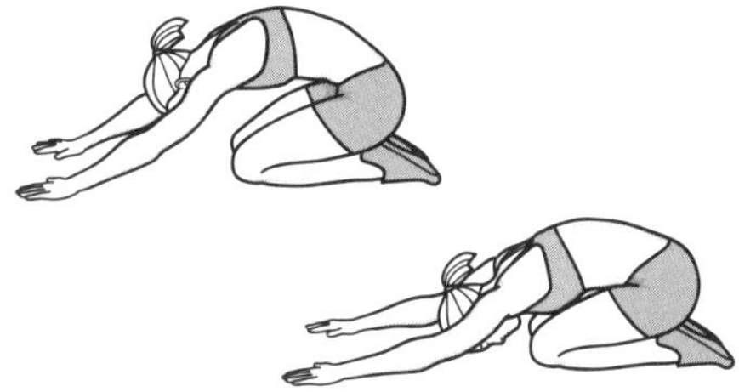

2 Päckchenlage

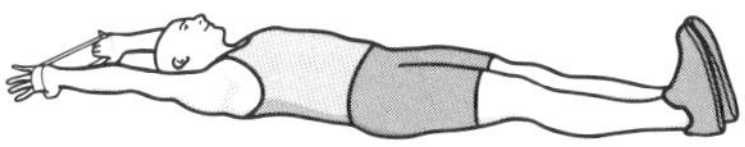

3 Beinschieber

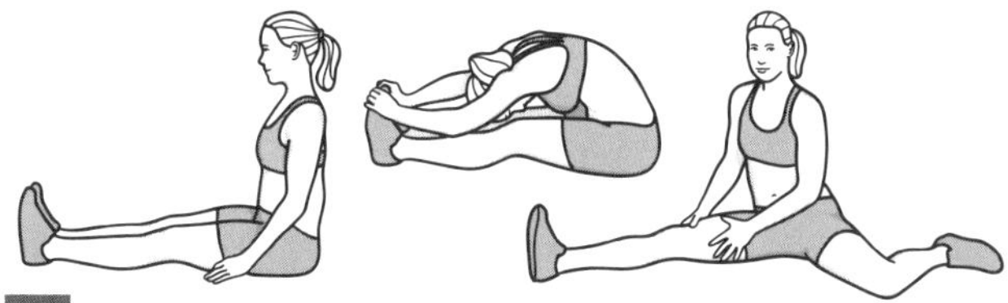

4 Langsitz – Hürdensitz

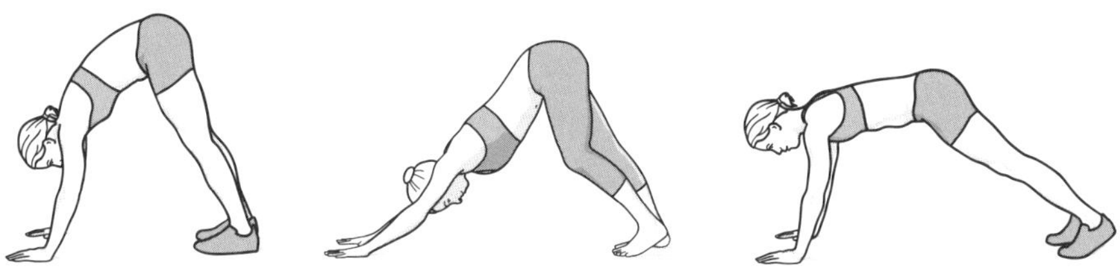

5 Bärenstand und -gang

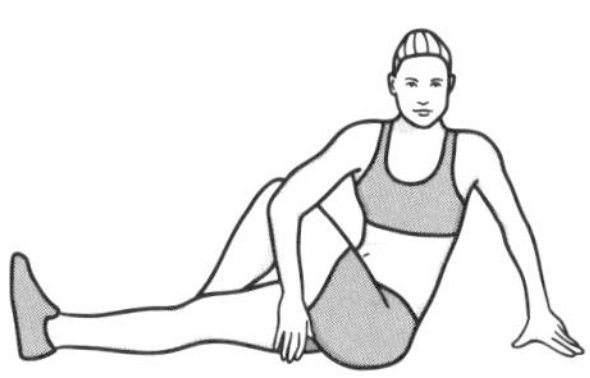

6 Drehsitz

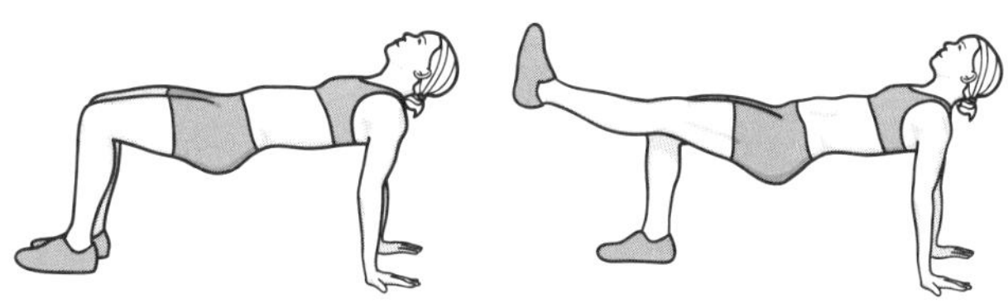

7 Spiderman

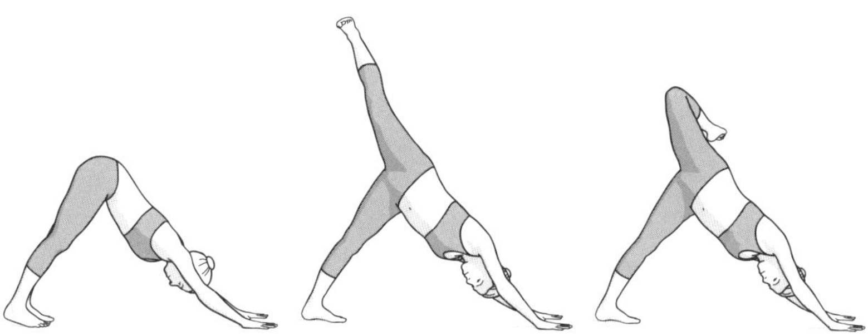

8 Twist

34 Mobilisation des Nervensystems – ausstrahlende Schmerzen in die Arme

1 2 **3**

Trainingsdauer: 7–9 Minuten
Trainingsziel: Verbesserung der Bewegungstoleranz und Reduktion von Schmerz in den Armen
Anwendung: bei Nackenschmerzen mit Ausstrahlung in Schulter oder Arme
Equipment: Hocker oder Stuhl, Faszienrolle

	Übung	Zu beachten	Wdh.	Sätze	Pause in Sek.	Seite
1	Beugen und Strecken im Sitzen	dynamisch-elastisch	8–10	2	30	135
2	Schulterzug	dynamisch-elastisch	8–10	2	30	131
3	Armmobilisation	dynamisch-elastisch	8–10 pro Seite	2	30	123
4	Schulterdehnung	dynamisch-elastisch	8–10 pro Seite	2	30	130
5	Oberkörperdrehung mit angewinkelten Beinen	dynamisch-elastisch	8–10 pro Seite	2	30	130
6	Päckchenlage	dynamisch-elastisch	8–10	2	30	121
7	Nacken-Rollout	dynamisch-elastisch	8–10	2	30	142

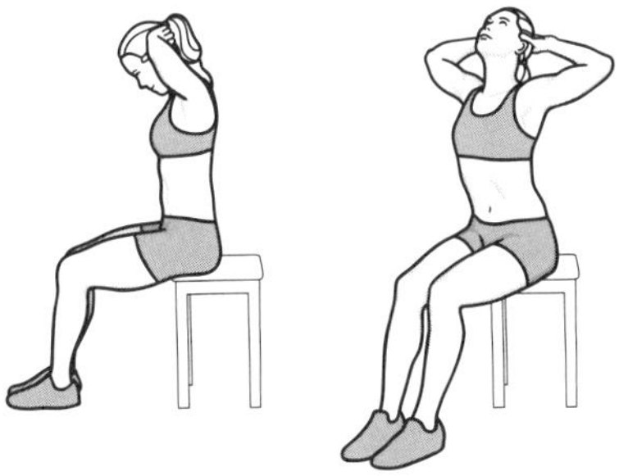

1 Beugen und Strecken im Sitzen

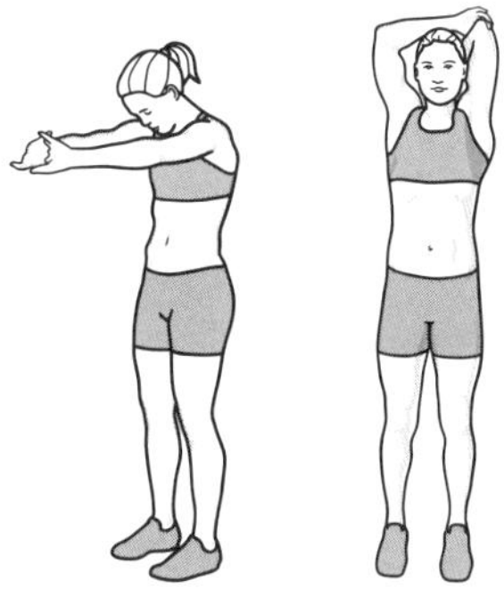

2 Schulterzug

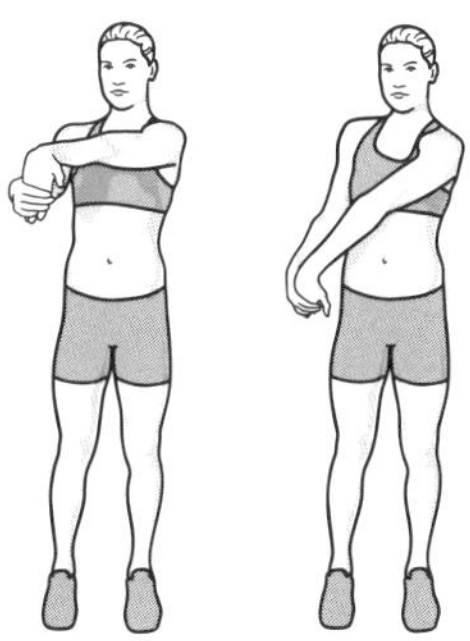

3 Armmobilisation

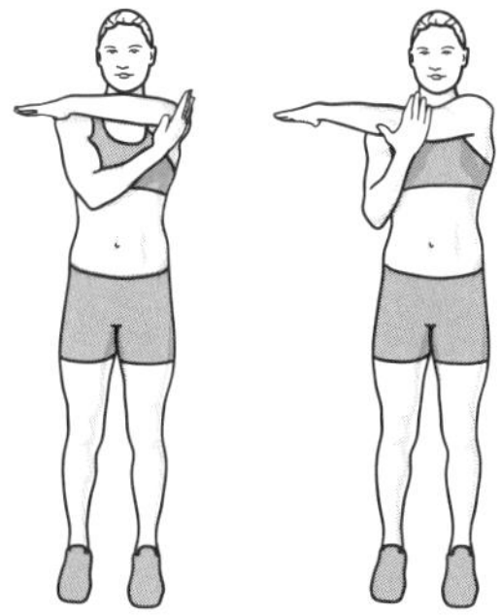

4 Schulterdehnung

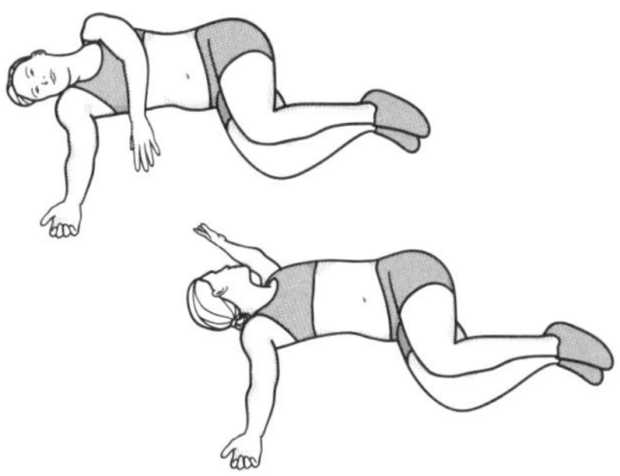

5 Oberkörperdrehung mit angewinkelten Beinen

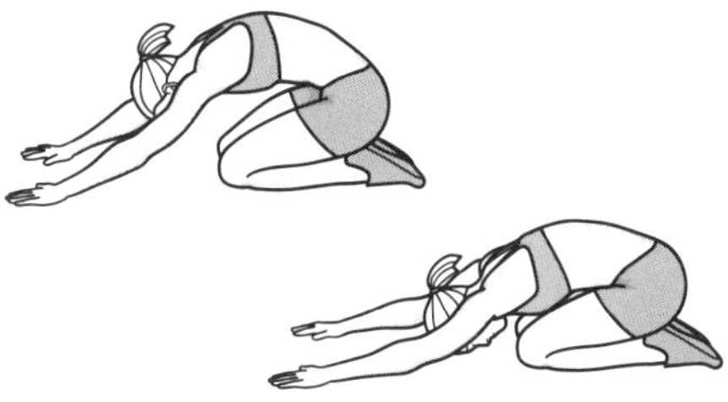

6 Päckchenlage

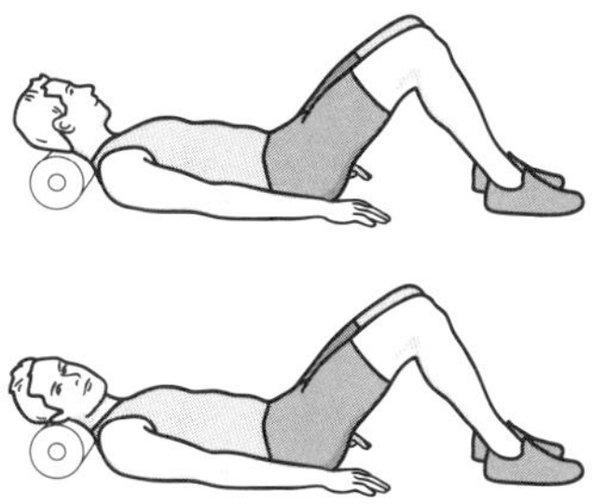

7 Nacken-Rollout

35 Mobilisation des Nervensystems – ausstrahlende Schmerzen in die Oberschenkelvorderseiten

1 2 **3**

Trainingsdauer: 5–7 Minuten
Trainingsziel: Verbesserung der Bewegungstoleranz und Reduktion von Schmerz an der Oberschenkelvorderseite
Anwendung: bei Schmerzen im unteren Rücken und in den Leisten mit Ausstrahlung bis in die Oberschenkelvorderseite

	Übung	Zu beachten	Wdh.	Sätze	Pause in Sek.	Seite
1	Bridging	dynamisch-elastisch	8–10	2	30	139
2	Rückneigen	dynamisch-elastisch	8–10	2	30	125
3	Knie anwinkeln in der Bauchlage	dynamisch-elastisch	8–10 pro Seite	2	30	120
4	Body Slider	dynamisch-elastisch	8–10	2	30	126
5	Diagonales Arm- und Beinheben	dynamisch-elastisch	8–10	2	30	126

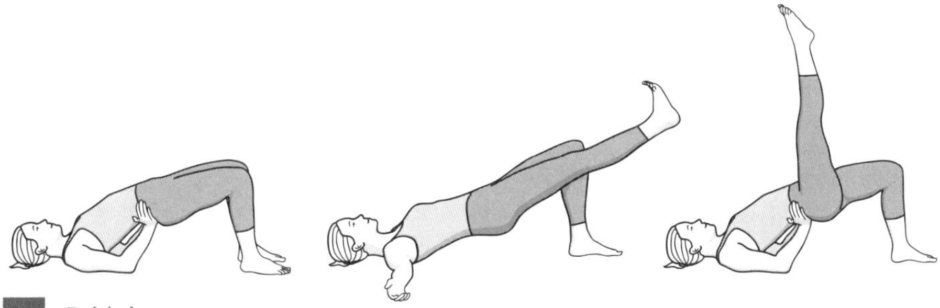

1 Bridging

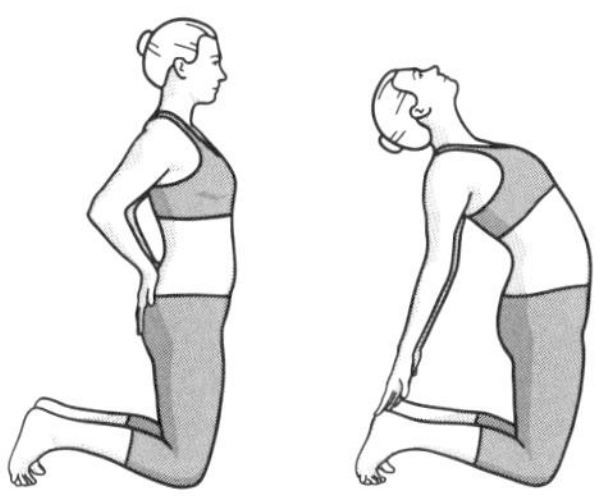

2 Rückneigen

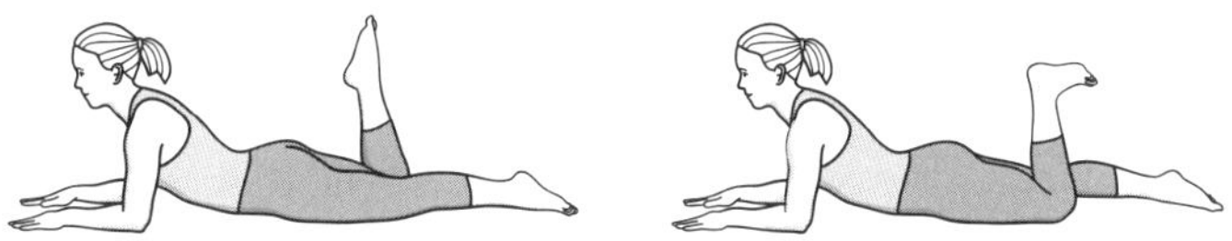

3 Knie anwinkeln in der Bauchlage

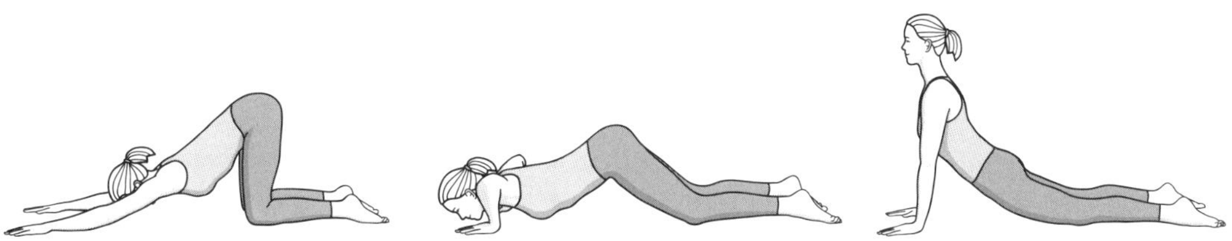

4 Body Slider

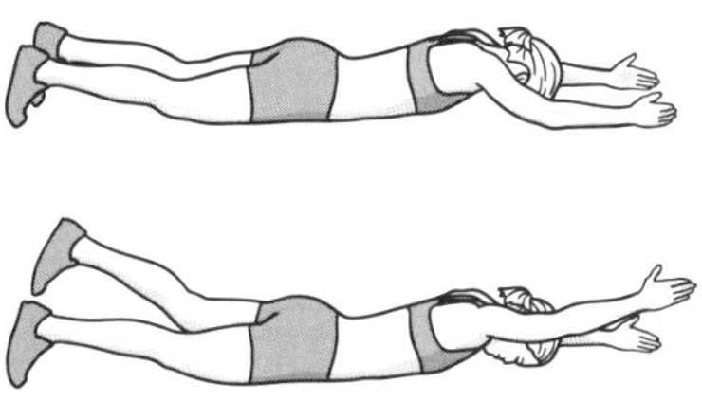

5 Diagonales Arm- und Beinheben

36 Mobilisation des Nervensystems – ausstrahlende Schmerzen in die Oberschenkelrückseiten

1 2 **3**

Trainingsdauer: 9–10 Minuten
Trainingsziel: Verbesserung der Bewegungstoleranz und Reduktion von Schmerz an der Oberschenkelrückseite
Anwendung: bei Schmerzen im unteren Rücken mit Ausstrahlung in die Oberschenkelrückseite
Equipment: Faszienrolle, Faszien- oder Tennisball, Handtuch

	Übung	Zu beachten	Wdh.	Sätze	Pause in Sek.	Seite
1	Beinschieber	dynamisch-elastisch	8–10	2	30	120
2	Langsitz	dynamisch-elastisch	8–10	2	30	122
3	Zehen- und Fersengang	dynamisch-elastisch	8–10	2	30	1128
4	Langsitz – Hürdensitz	dynamisch-elastisch	8–10	2	30	129
5	Knierutsche	dynamisch-elastisch	8–10	2	30	137
6	Bridging	dynamisch-elastisch	8–10	2	30	139
7	Hangin' around	dynamisch-elastisch	8–10	2	30	140
8	Gesäß-Rollout	dynamisch-elastisch	8–10 pro Seite	2	30	142
9	Waden-Release	dynamisch-elastisch	8–10 pro Seite	2	30	143

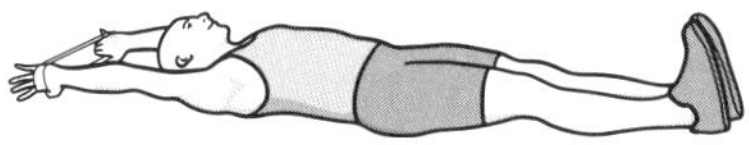

1 Beinschieber

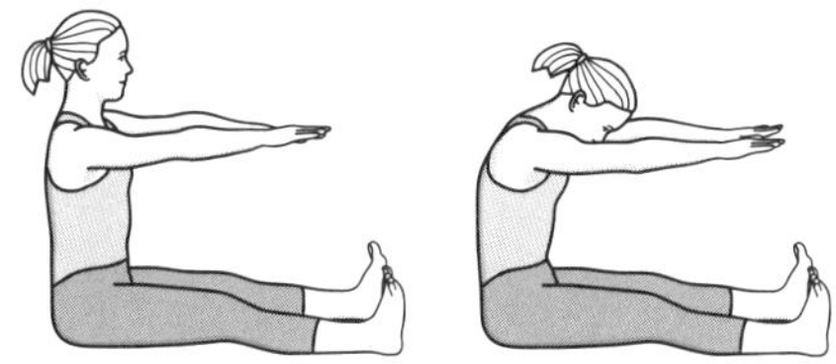

2 Langsitz

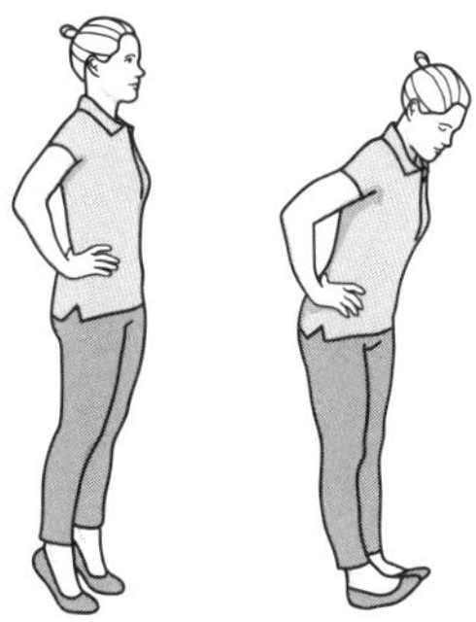

3 Zehen- und Fersengang

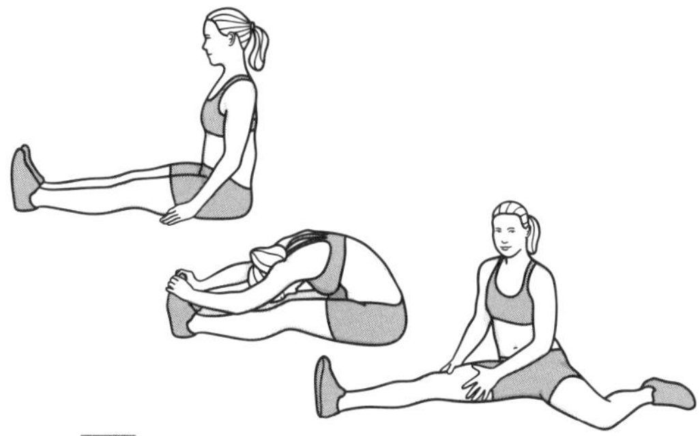

4 Langsitz – Hürdensitz

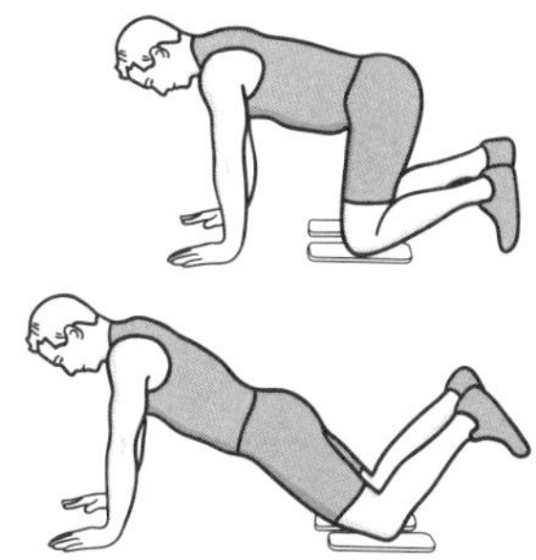

5 Knierutsche

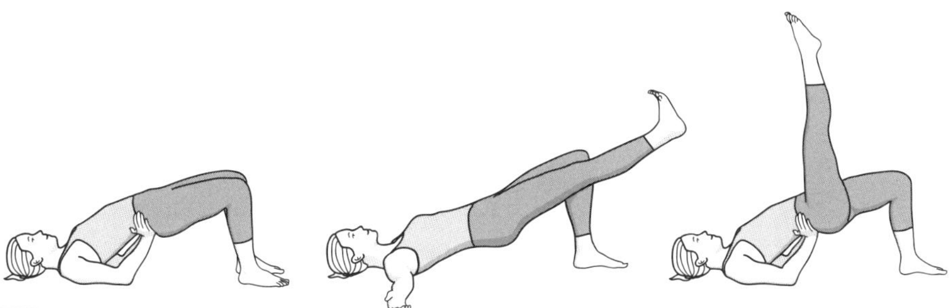

6 Bridging

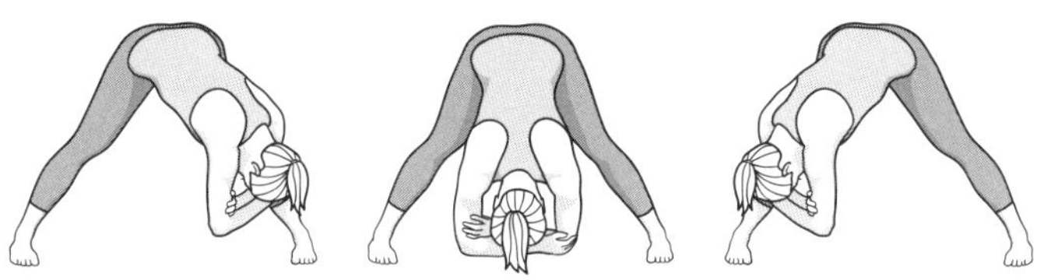

7 Hangin' around

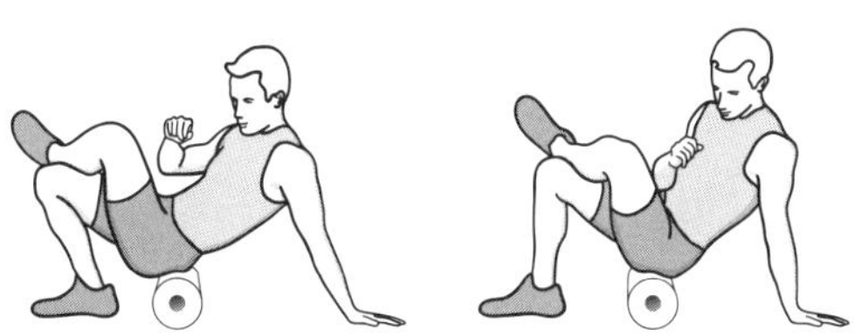

8 Gesäß-Rollout

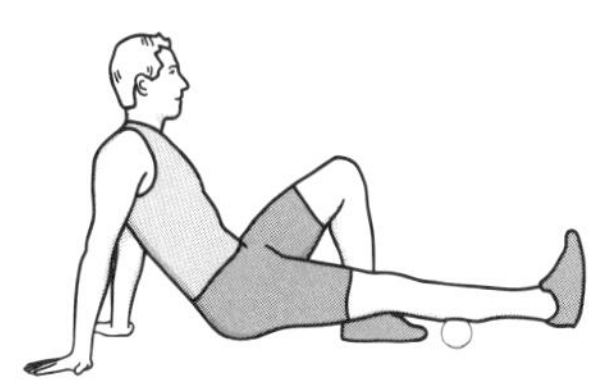

9 Waden-Release

37 Gleichgewichtstraining

Trainingsdauer: 12–18 Minuten
Trainingsziel: Verbesserung der muskulären Aktivierung und Stabilisation
Anwendung: bei allen Schmerzarten, zur Verbesserung der Muskelkontrolle
Equipment: Trainingsband

1 **2** 3

	Übung	Zu beachten	Wdh.	Sätze	Pause in Sek.	Seite
1	Anfersen	dynamisch	15 pro Seite	2–3	50	120
2	Kniebeuge	dynamisch	15	2–3	50	122
3	Ausfallschritte mit Oberkörpergegendrehung	dynamisch	15	2–3	50	127
4	Einseitiges Rudern	dynamisch	15 pro Seite	2–3	50	133
5	Oberkörperrotation	dynamisch	15 pro Seite	2–3	50	133
6	Plank Turn	dynamisch	15	2–3	50	139
7	Bein abspreizen	dynamisch	15 pro Seite	2–3	50	134
8	Twist	dynamisch	15	2–3	50	140

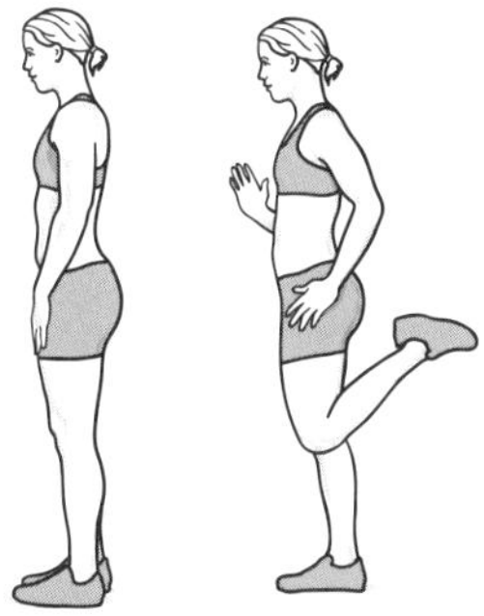

1 Anfersen

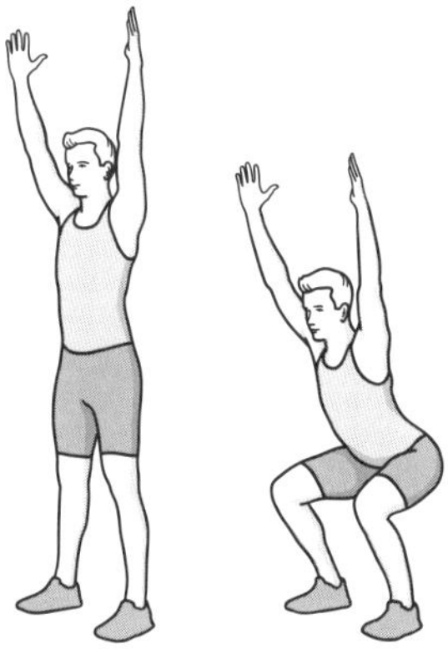

2 Kniebeuge

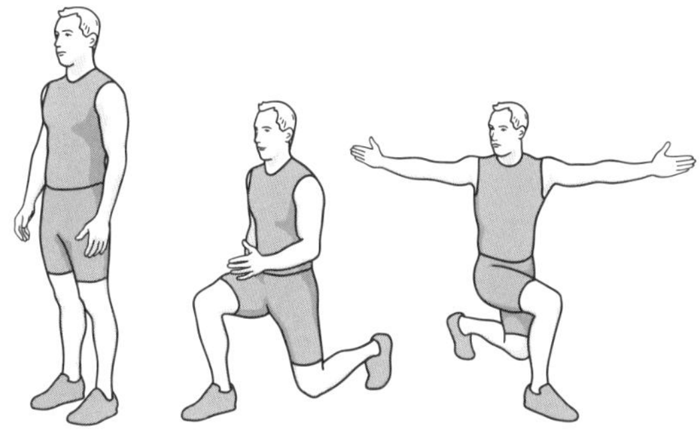

3 Ausfallschritte mit Oberkörpergegendrehung

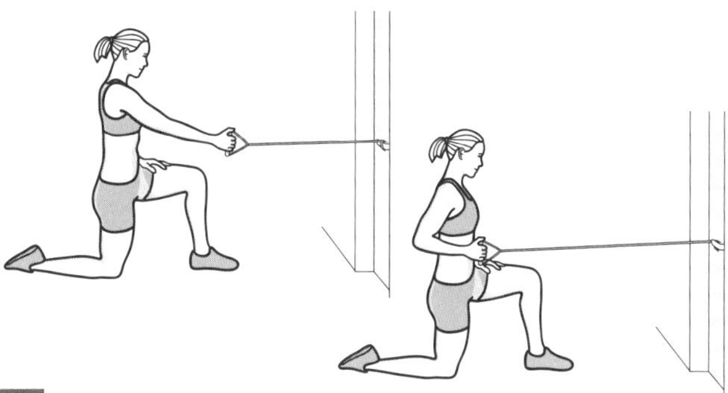

4 Einseitiges Rudern

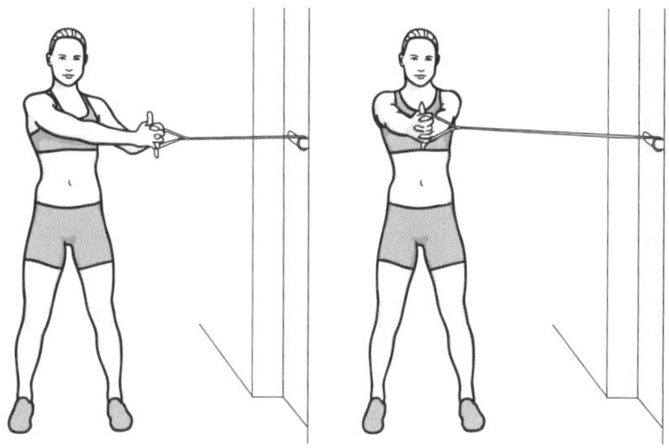

5 Oberkörperrotation

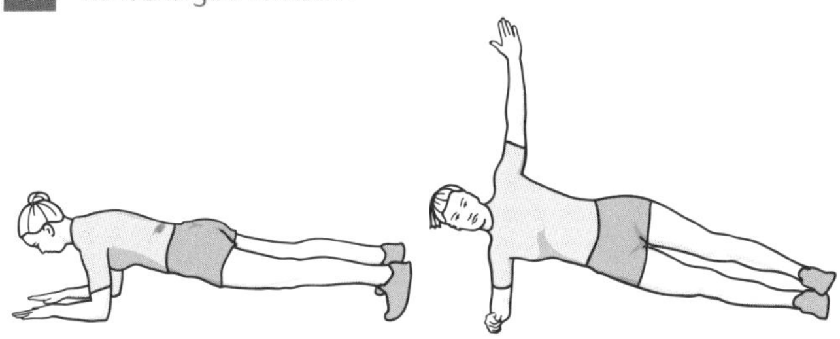

6 Plank Turn

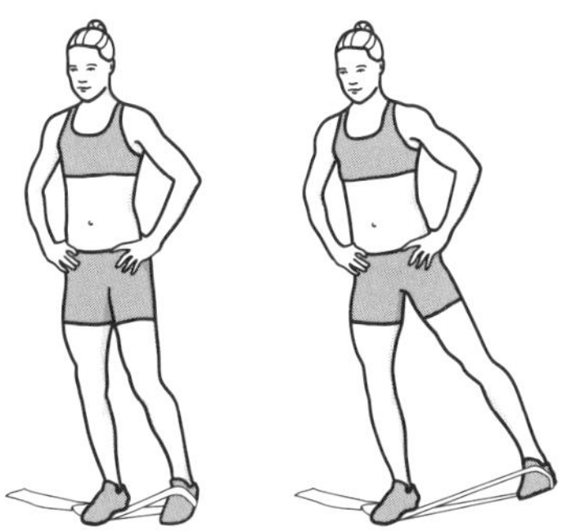

7 Bein abspreizen

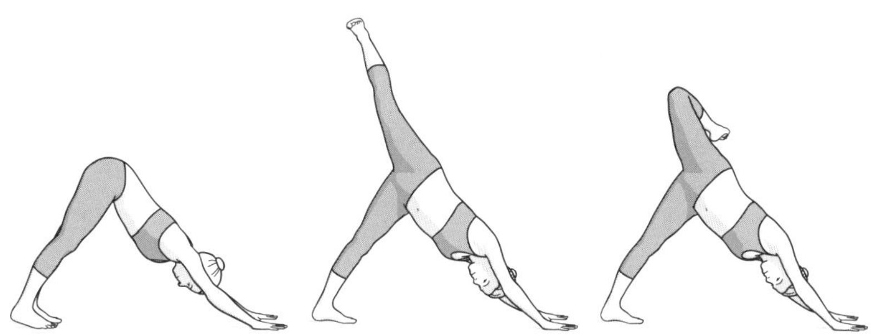

8 Twist

38 Schmerzfrei im unteren Rücken – Mobilisation

1 2 3

Trainingsdauer: 12 Minuten
Trainingsziel: Verbesserung der Beweglichkeit des unteren Rückens
Anwendung: bei Schmerzen im unteren Rücken und in der Hüfte, zur Spannungskontrolle
Equipment: Faszienrolle, Handtuch

	Übung	Zu beachten	Wdh.	Sätze	Pause in Sek.	Seite
1	Päckchenlage	dynamisch	20	2	40	121
2	Knierutsche	dynamisch	20	2	40	137
3	Oberkörperdrehung mit angewinkelten Beinen	dynamisch	20 pro Seite	2	40	130
4	Rückneigen	dynamisch	20	2	40	125
5	Hüft-Twist	dynamisch	20	2	40	125
6	Gesäß-Rollout	dynamisch	20 pro Seite	2	40	142
7	Beinrückseite und Hüftbeuger	dynamisch	20 pro Seite	2	40	129
8	Beinschieber	dynamisch	20	2	40	120

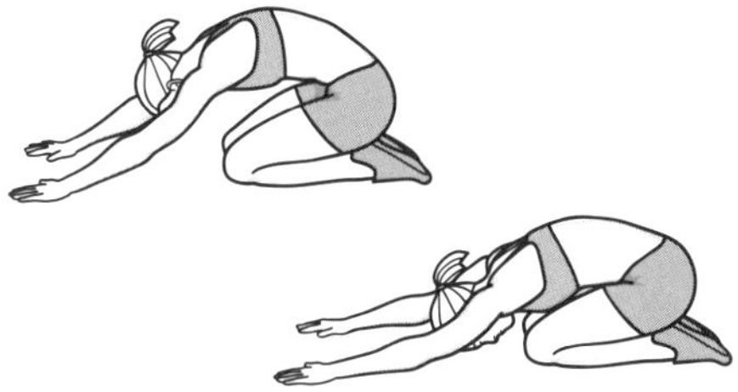

1 Päckchenlage

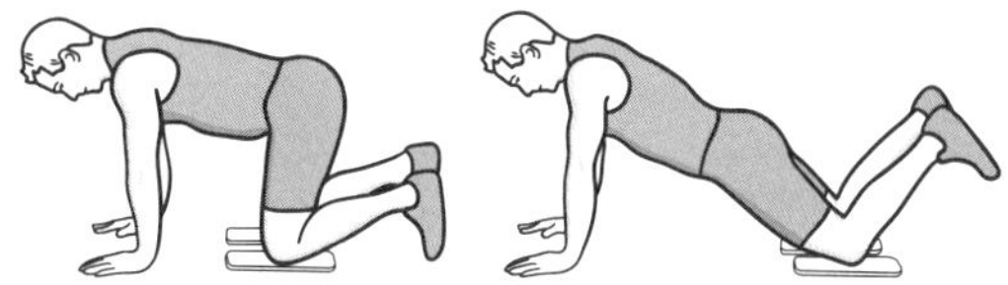

2 Knierutsche

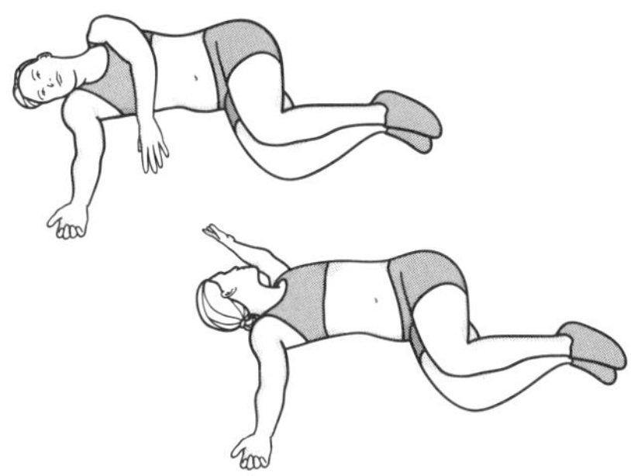

3 Oberkörperdrehung mit angewinkelten Beinen

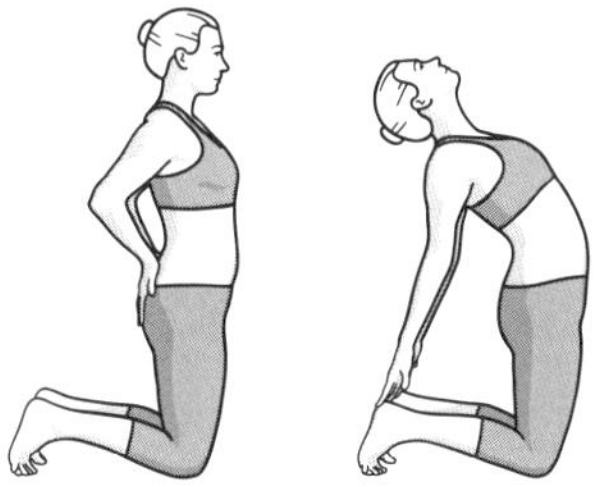

4 Rückneigen

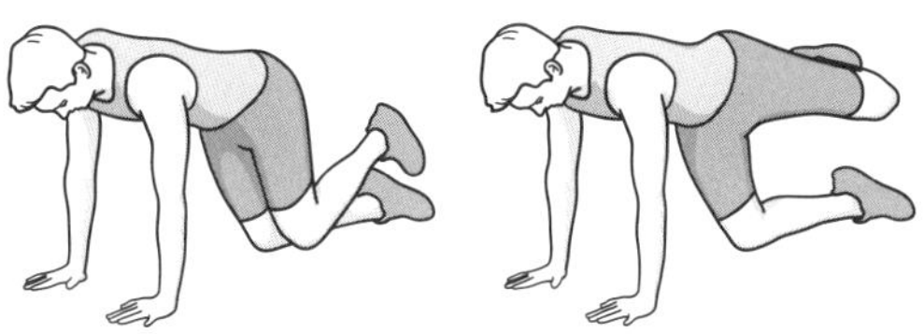

5 Hüft-Twist

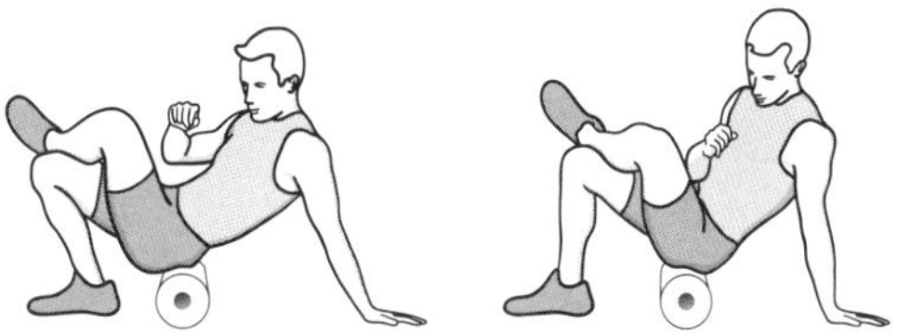

6 Gesäß-Rollout

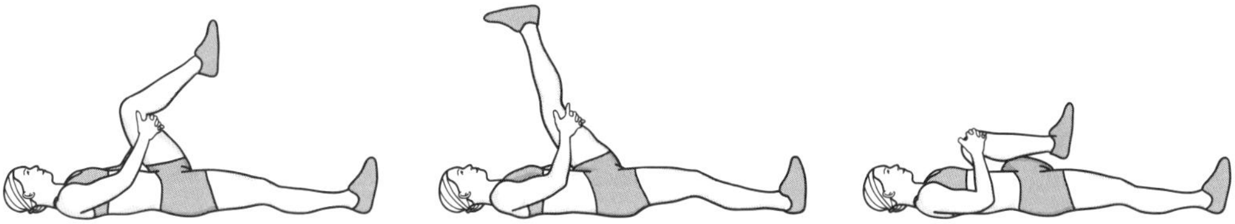

7 Beinrückseite und Hüftbeuger

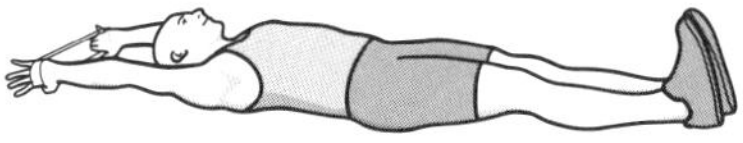

8 Beinschieber

39 Schmerzfrei im unteren Rücken – Kräftigung 1

1 **2** 3

Trainingsdauer: 18–24 Minuten
Trainingsziel: Verbesserung der Muskelaktivierung des unteren Rückens
Anwendung: bei Schmerzen im unteren Rücken und in der Hüfte, zur Stabilisation
Equipment: Getränkekasten (oder andere Kiste), Hanteln, Trainingsband

	Übung	Zu beachten	Wdh.	Sätze	Pause in Sek.	Seite
1	Kiste heben	dynamisch	18	3–4	50	133
2	Diagonales Arm- und Beinheben	dynamisch	18	3–4	50	126
3	Rückenstrecker	dynamisch	18 pro Seite	3–4	50	134
4	Rudern	dynamisch	18	3–4	50	132
5	Plank	dynamisch	18 pro Seite	3–4	50	138
6	Bridging	dynamisch	18	3–4	50	139

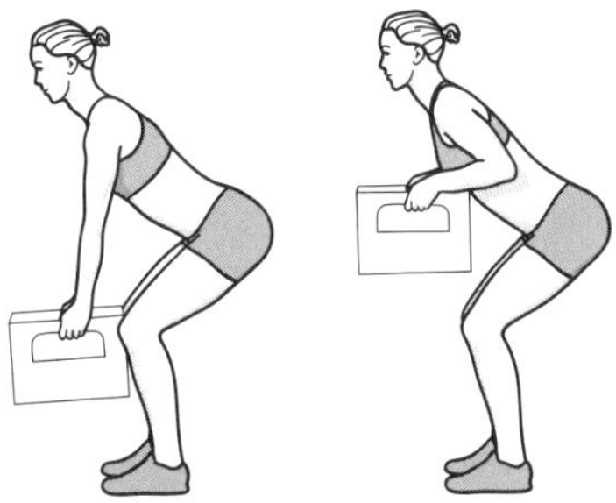

1 Kiste heben

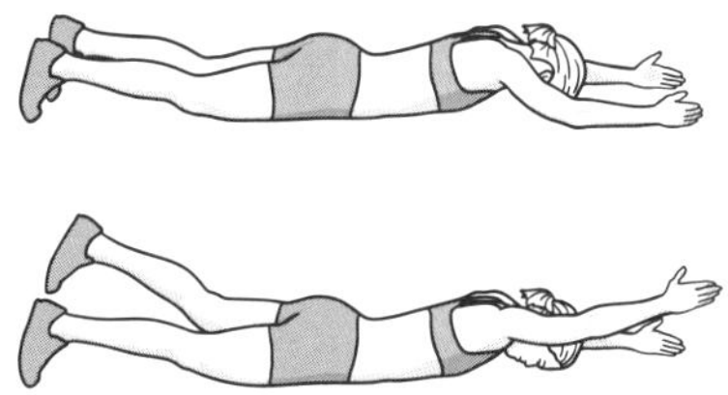

2 Diagonales Arm- und Beinheben

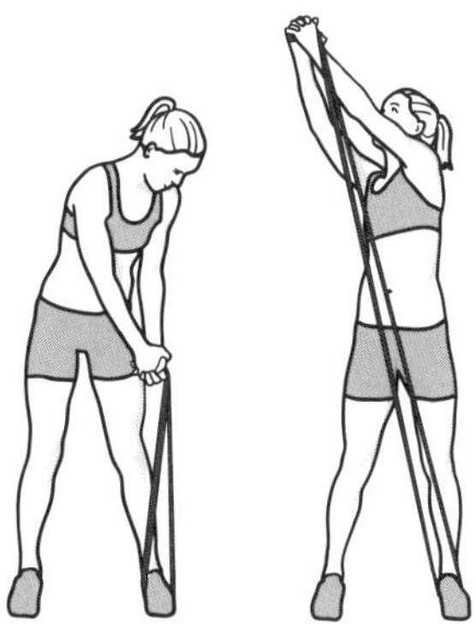

3 Rückenstrecker

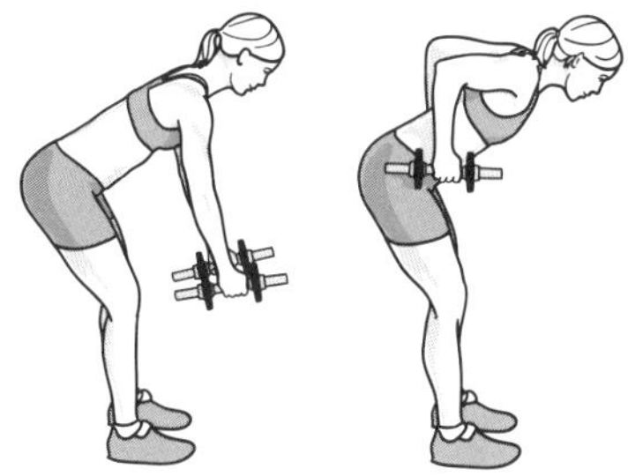

4 Rudern

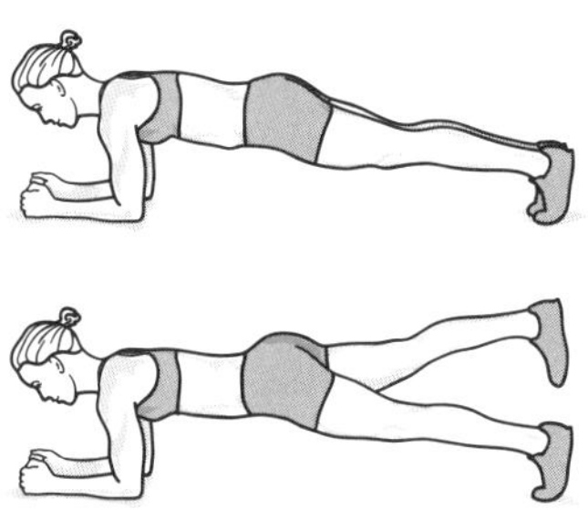

5 Plank

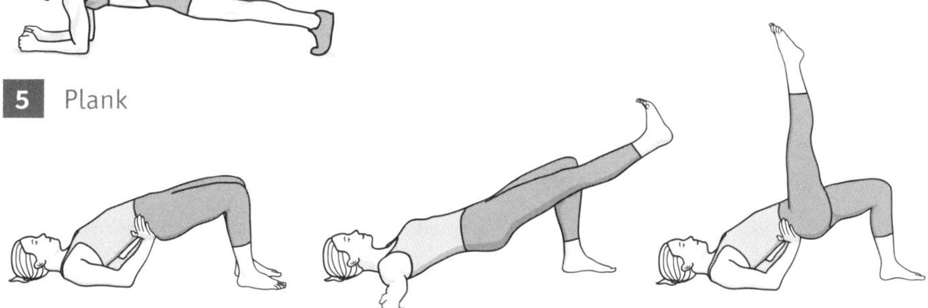

6 Bridging

40 Schmerzfrei im unteren Rücken – Kräftigung 2

1 2 **3**

Trainingsdauer: 24–34 Minuten
Trainingsziel: Kräftigung der Muskulatur des unteren Rückens
Anwendung: bei Schmerzen im unteren Rücken und in der Hüfte, zur Stabilisation
Equipment: Trainingsband

	Übung	Zu beachten	Wdh.	Sätze	Pause in Sek.	Seite
1	Einseitiges Rudern	dynamisch	18 pro Seite	3–4	50	133
2	Tapping Hands in der Liegestützposition	dynamisch	18	3–4	50	140
3	Seit-Crunch	dynamisch	18	3–4	50	138
4	Plank Turn	dynamisch	18 pro Seite	3–4	50	139
5	Bauchhebel	dynamisch	18	3–4	50	138
6	Twist	dynamisch	18	3–4	50	140
7	Twist in Rückenlage mit gestreckten Beinen	dynamisch	18 pro Seite	3–4	50	131
8	Kleine Windmühle	dynamisch	18 pro Seite	3–4	50	124

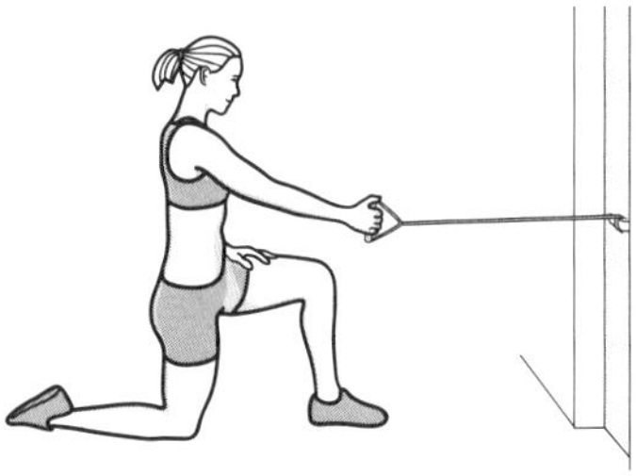

1 Einseitiges Rudern

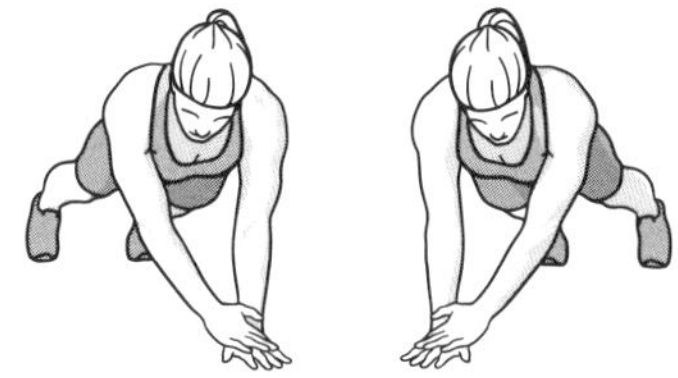

2 Tapping Hands
in der Liegestützposition

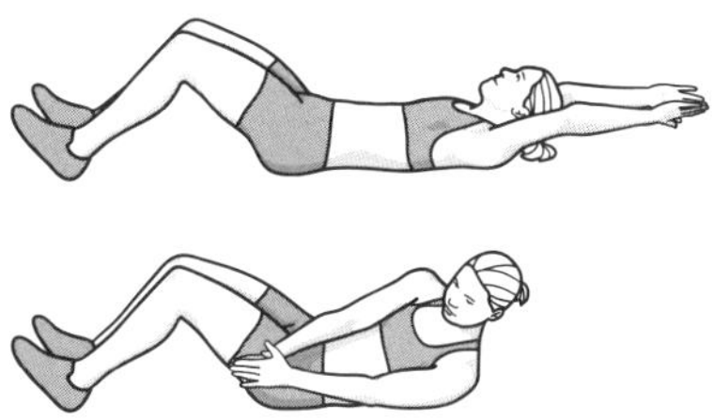

3 Seit-Crunch

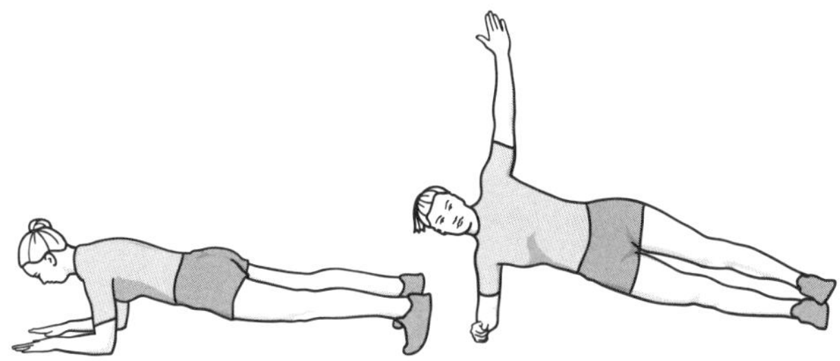

4 Plank Turn

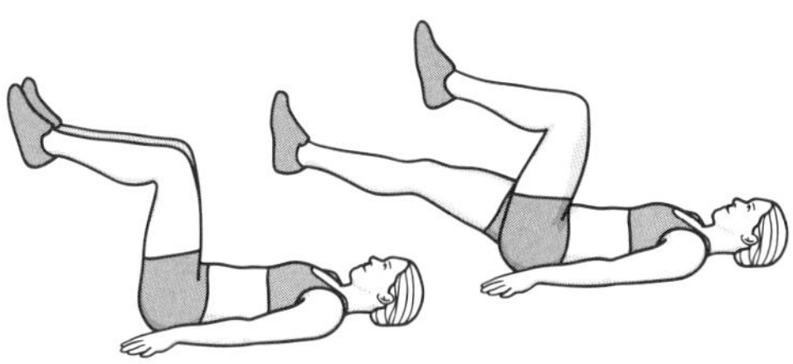

5 Bauchhebel

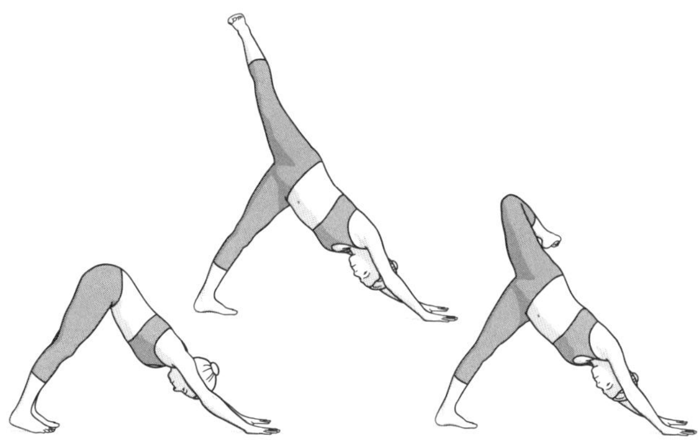

6 Twist

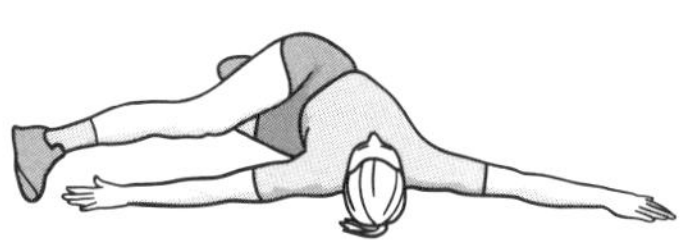

7 Twist in Rückenlage
mit gestreckten Beinen

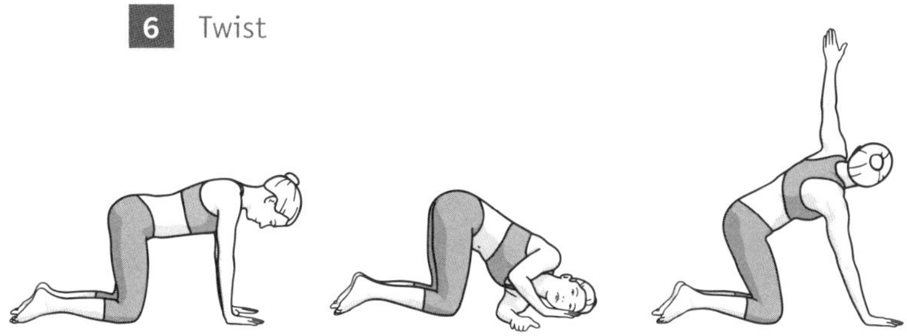

8 Kleine Windmühle

41 Hanteltraining zur Schmerzlinderung

Trainingsdauer: 11–16 Minuten
Trainingsziel: Aktivierung der körpereigenen Schmerzapotheke, Schmerzreduktion
Anwendung: präventiv, bei allen Schmerzarten – bei akuten Schmerzen die Wiederholungszahlen reduzieren –, zur Verbesserung der Muskelkontrolle
Equipment: Hanteln

1 2 3

	Übung	Zu beachten	Wdh.	Sätze	Pause in Sek.	Seite
1	Pull Back	dynamisch	20	3–4	50	132
2	Rudern	dynamisch	20	3–4	50	132
3	Seitheben	dynamisch	20	3–4	50	132
4	Nackendrücken	dynamisch	20	3–4	50	132

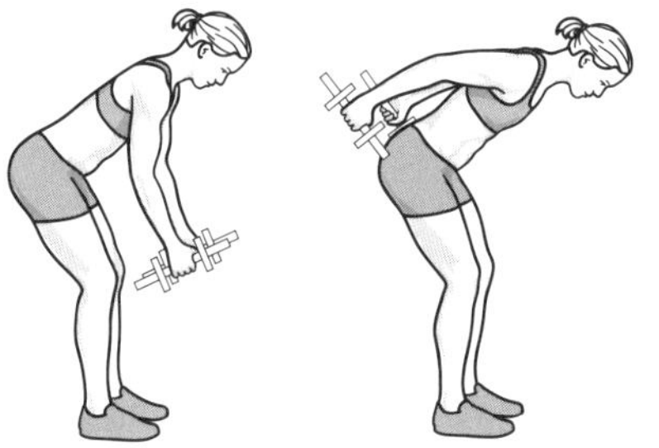

1 Pull Back

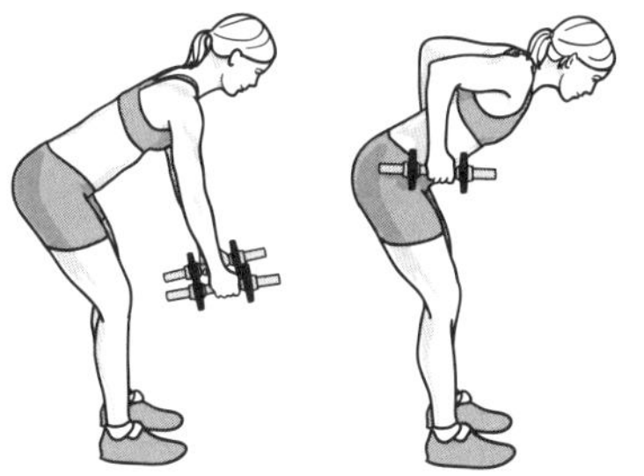

2 Rudern

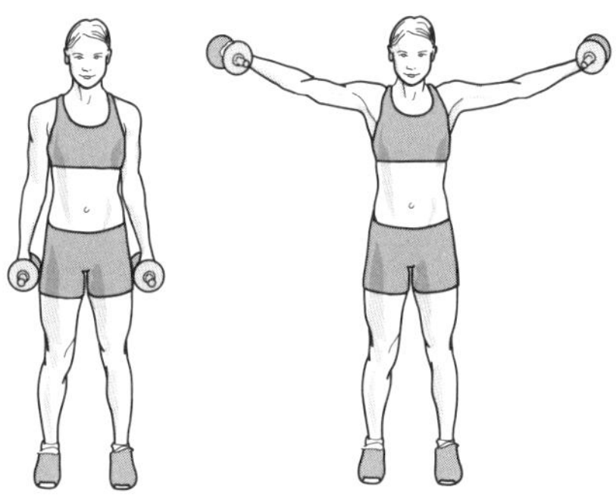

3 Seitheben

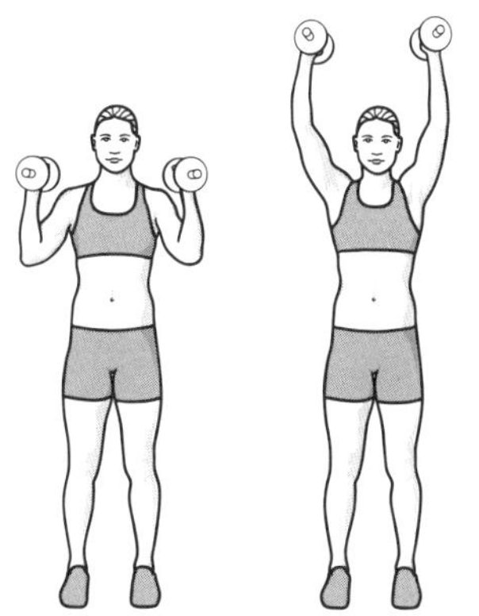

4 Nackendrücken

42 Progressive Widerstand durch das Trainingsband

1 2 3

Trainingsdauer: 9–14 Minuten
Trainingsziel: Kräftigung der Rumpfmuskulatur
Anwendung: präventiv, bei allen Schmerzarten – bei akuten Schmerzen die Wiederholungszahlen reduzieren
Equipment: Trainingsband

	Übung	Zu beachten	Wdh.	Sätze	Pause in Sek.	Seite
1	Bein abspreizen	dynamisch	18 pro Seite	2–3	50	134
2	Rückenstrecker	dynamisch	18 pro Seite	2–3	50	134
3	Schulterdreher	dynamisch	18	2–3	50	134
4	Oberkörperrotation	dynamisch	18 pro Seite	2–3	50	133
5	Einseitiges Rudern	dynamisch	18 pro Seite	2–3	50	133

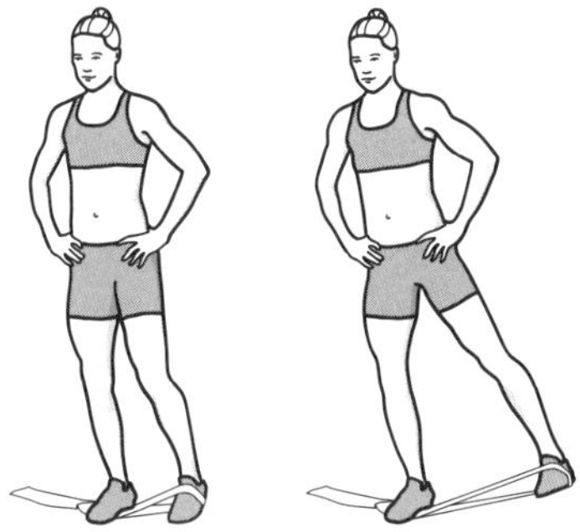

1 Bein abspreizen

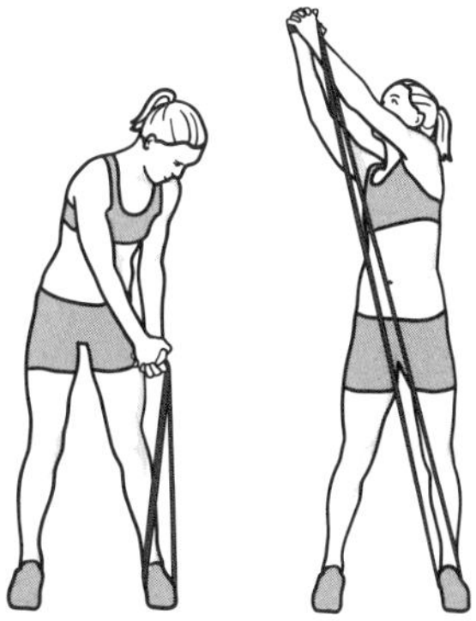

2 Rückenstrecker

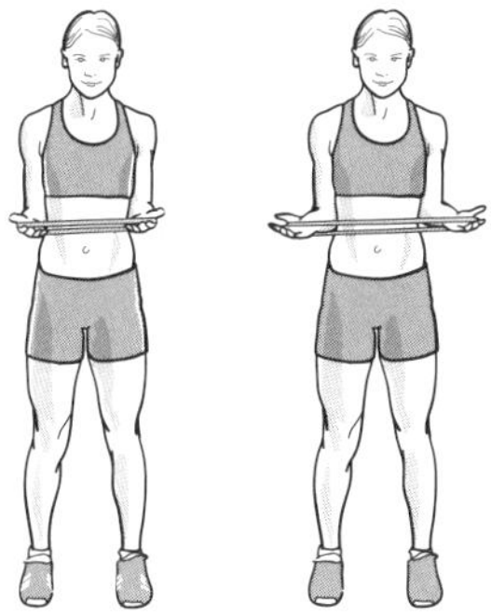

3 Schulterdreher

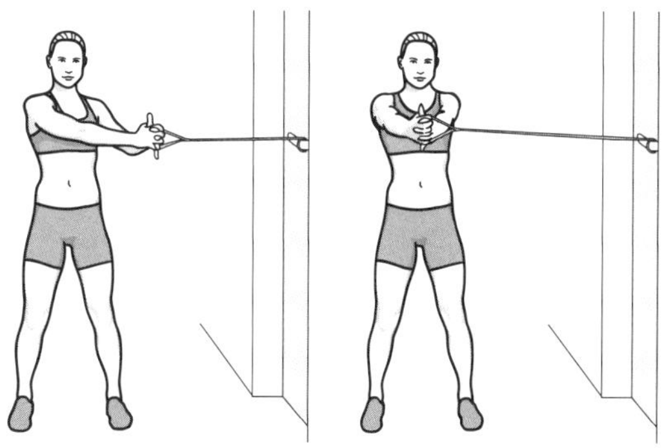

4 Oberkörperrotation

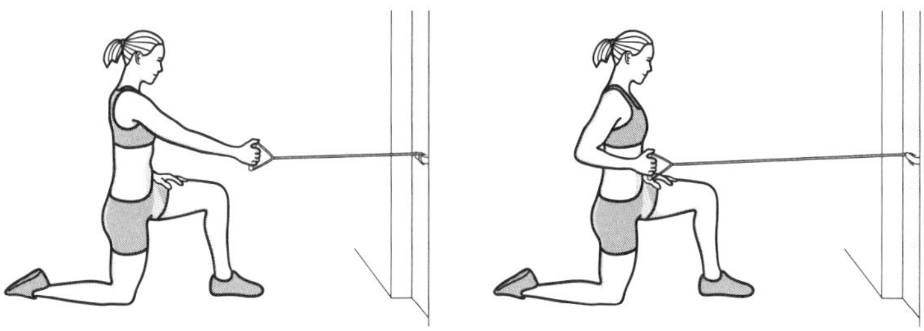

5 Einseitiges Rudern

43 Schmerzlinderung bei ISG-Problemen

Trainingsdauer: 9–15 Minuten
Trainingsziel: Mobilisation der Beckengelenke und Schmerzreduktion
Anwendung: bei lokalen Schmerzen im unteren Rücken und im Gesäßbereich

1 **2** 3

	Übung	Zu beachten	Wdh.	Sätze	Pause in Sek.	Seite
1	Beinschieber	dynamisch	20	2–3	30	120
2	Päckchenlage	dynamisch	20	2–3	30	121
3	Hüftstrecker	dynamisch	20 pro Seite	2–3	30	122
4	Hüft-Twist	dynamisch	20 pro Seite	2–3	30	125
5	Beinrückseite und Hüftbeuger	dynamisch	20	2–3	30	129
6	Twist in Rückenlage mit gestreckten Beinen	dynamisch	20	2–3	30	131

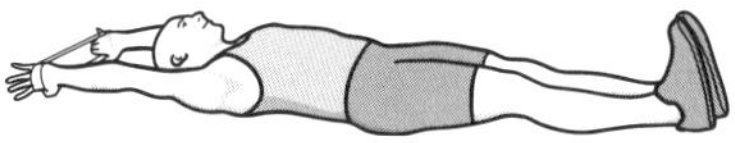

1 Beinschieber

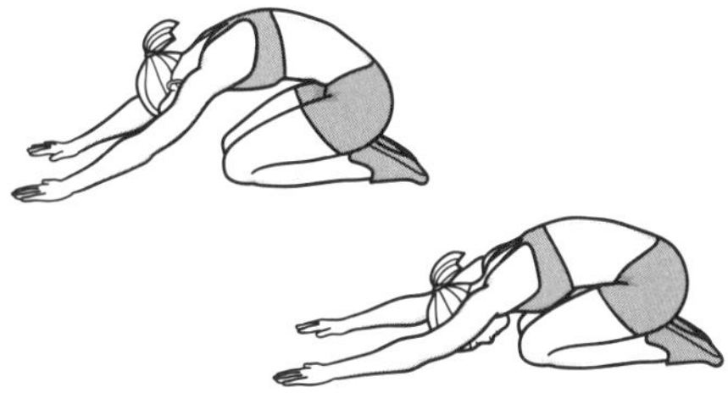

2 Päckchenlage

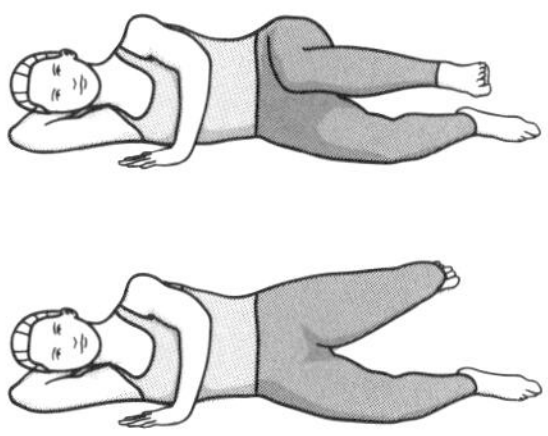

3 Hüftstrecker

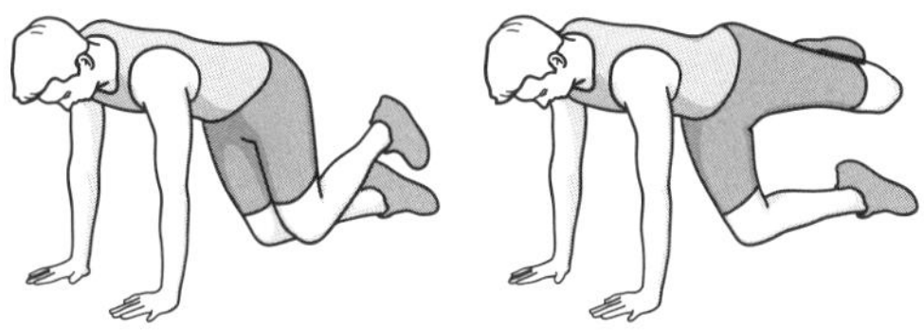

4 Hüft-Twist

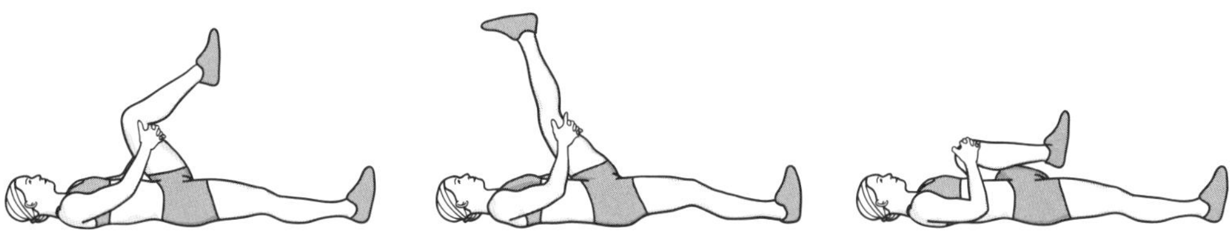

5 Beinrückseite und Hüftbeuger

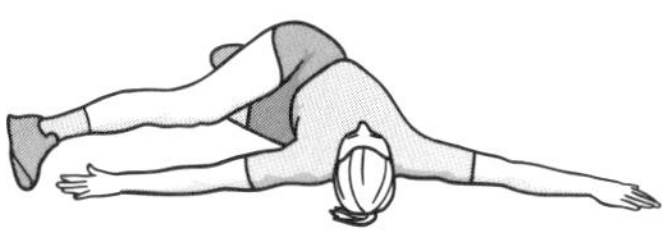

6 Twist in Rückenlage
mit gestreckten Beinen

44 Entlastung bei Kopfschmerzen

Trainingsdauer: 12–18 Minuten
Trainingsziel: Entspannung und sanfte Mobilisation der Schulter-Nacken-Region
Anwendung: bei Kopf- und Nackenschmerzen, zur Entspannung
Equipment: Handtuch oder Fitnessband, Hocker oder Stuhl

1 2 3

	Übung	Zu beachten	Wdh.	Sätze	Pause in Sek.	Seite
1	Oberkörperdrehung im Sitzen	dynamisch	20	2–3	40	135
2	Rückenrubbeln	dynamisch	20	2–3	40	135
3	Beugen und Strecken im Sitzen	dynamisch	20–30	2–3	40	135
4	Schulterzug	dynamisch	18	2–3	40	131
5	Oberkörperdrehung mit angewinkelten Beinen	dynamisch	20 pro Seite	2–3	40	130
6	Päckchenlage	dynamisch	20	2–3	40	121

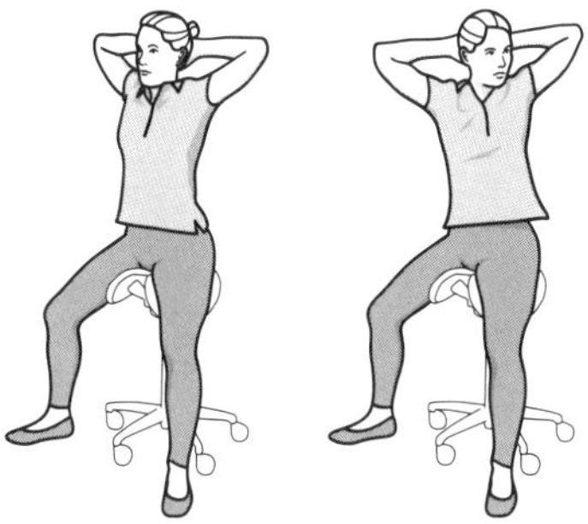

1 Oberkörperdrehung im Sitzen

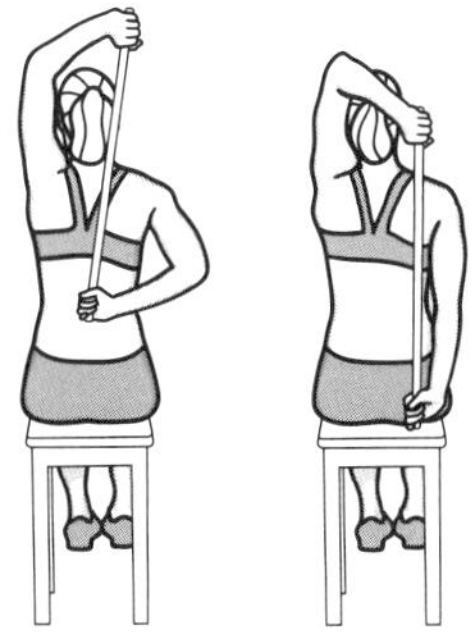

2 Rückenrubbeln

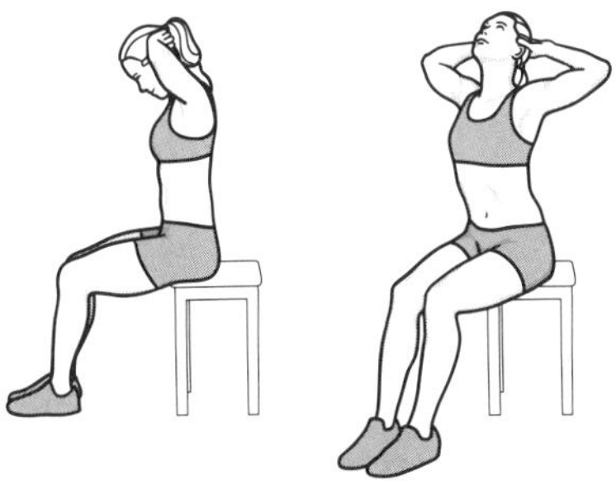

3 Beugen und Strecken im Sitzen

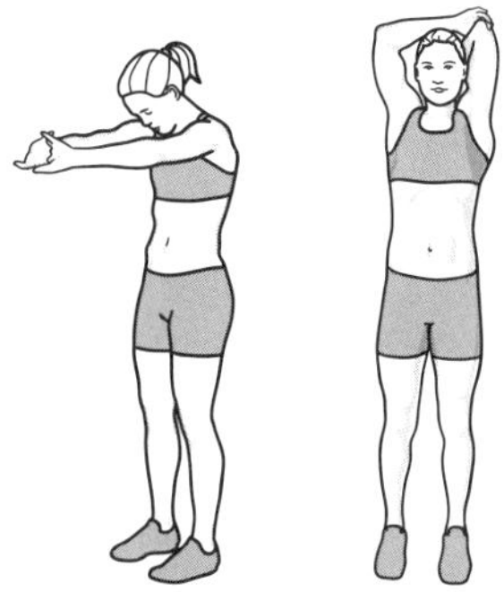

4 Schulterzug

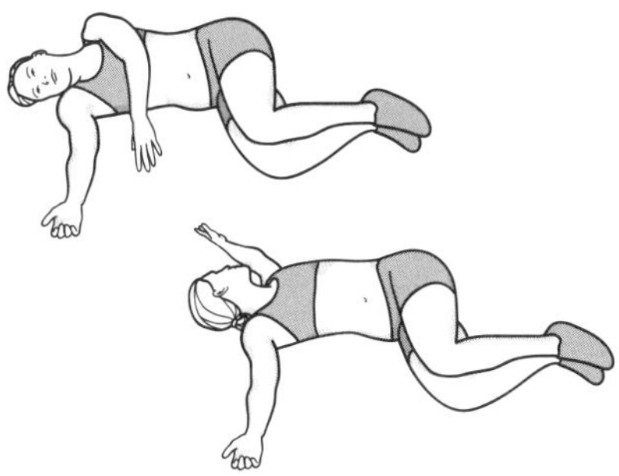

5 Oberkörperdrehung mit angewinkelten Beinen

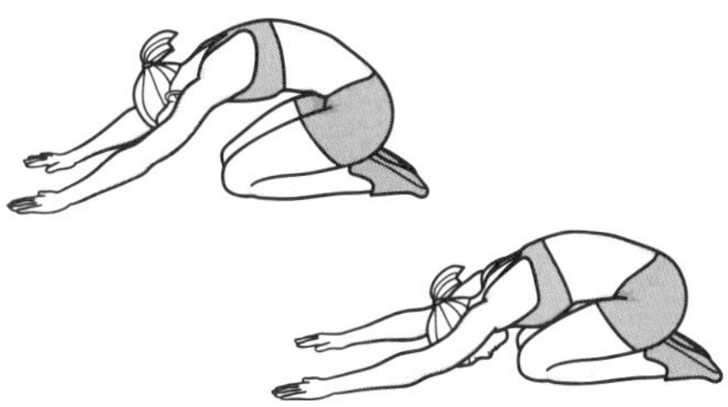

6 Päckchenlage

45 Schmerzfreier Oberkörper – Mobilisation der Brustwirbelsäule

1 **2** 3

Trainingsdauer: 12 Minuten
Trainingsziel: Verbesserung der Beweglichkeit der Brustwirbelsäule
Anwendung: bei Schmerzen im Brustkorb und in der Brustwirbelsäule, zur Entspannung
Equipment: Faszienrolle

	Übung	Zu beachten	Wdh.	Sätze	Pause in Sek.	Seite
1	Langsitz	dynamisch	20–30	2	40	122
2	Miniwindmühle	dynamisch	18 pro Seite	2	40	126
3	Päckchenlage	dynamisch	20	2	40	121
4	Kleine Windmühle	dynamisch	20–30 pro Seite	2	40	124
5	Tiefe Hocke	dynamisch	8–10	2	40	125
6	Thorax-Rollout liegend	dynamisch	10	2	40	141

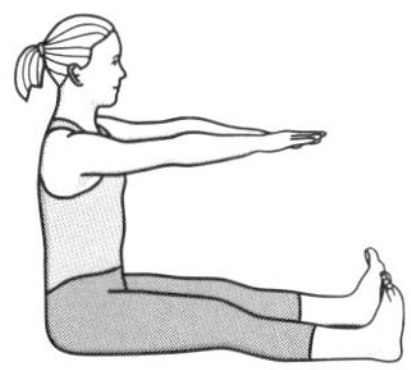

1 Langsitz

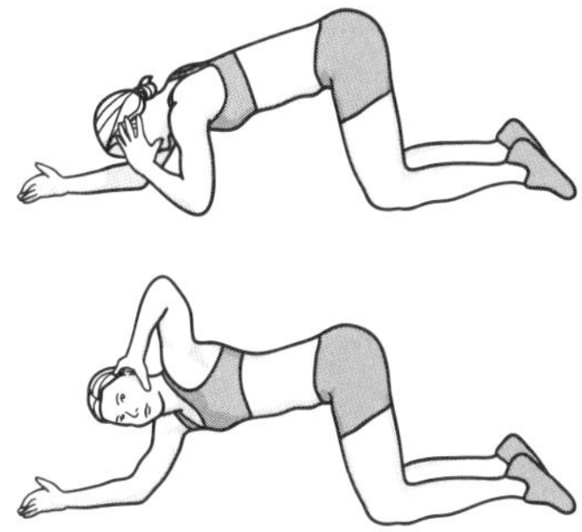

2 Miniwindmühle

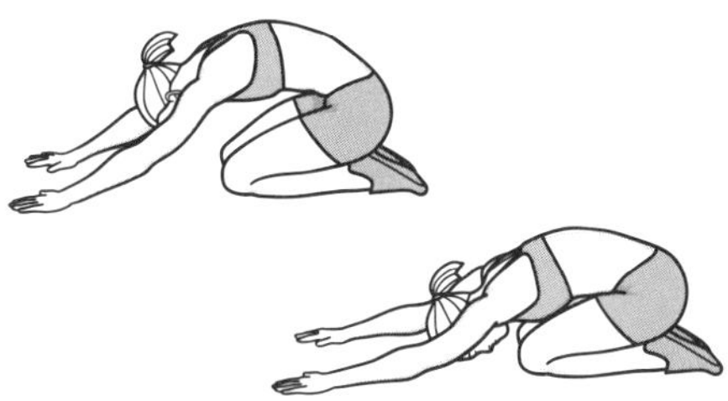

3 Päckchenlage

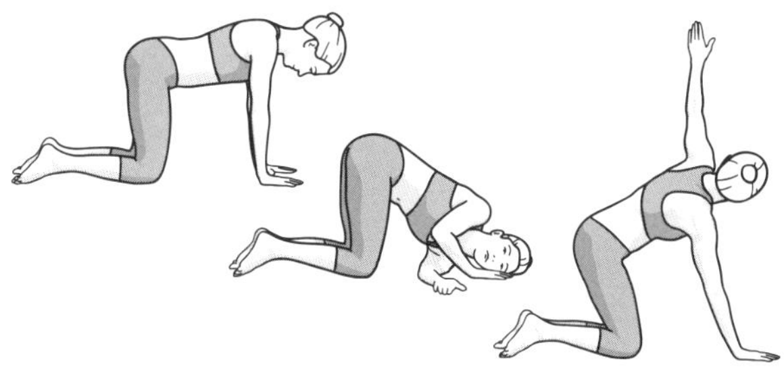

4 Kleine Windmühle

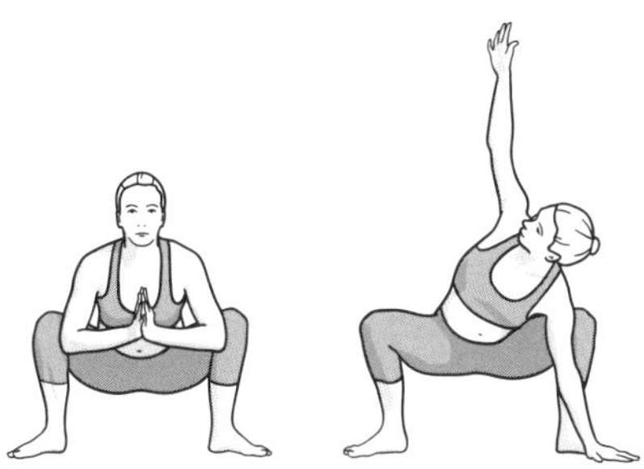

5 Tiefe Hocke

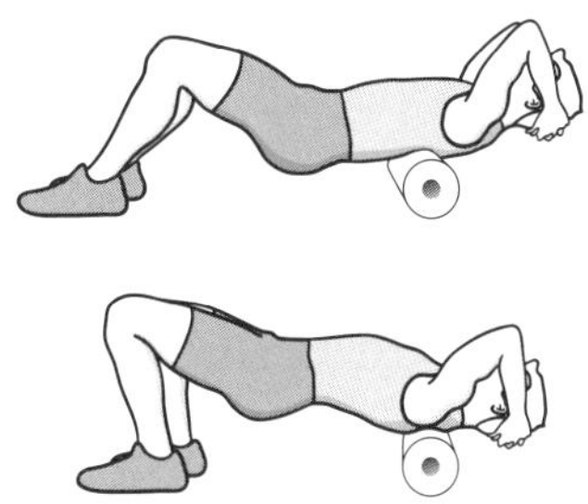

6 Thorax-Rollout liegend

46 Schmerzfreier Oberkörper – Kräftigung der Brustwirbelsäule

1 **2** 3

Trainingsdauer: 12 Minuten
Trainingsziel: Stabilisation und Kraftsteigerung der Oberkörpermuskeln
Anwendung: bei Schmerzen im Brustkorb und in der Brustwirbelsäule, zur Stabilisation
Equipment: Trainingsband

	Übung	Zu beachten	Wdh.	Sätze	Pause in Sek.	Seite
1	Tapping Hands in der Liegestützposition	dynamisch	20–25	2	60	140
2	Spiderman	dynamisch	20	2	60	138
3	Plank	dynamisch	30	2	60	138
4	Einseitiges Rudern	dynamisch	18 pro Seite	2	60	133
5	Diagonales Arm- und Beinheben	dynamisch	30	2	60	126
6	Body Slider	dynamisch	14	2	60	126

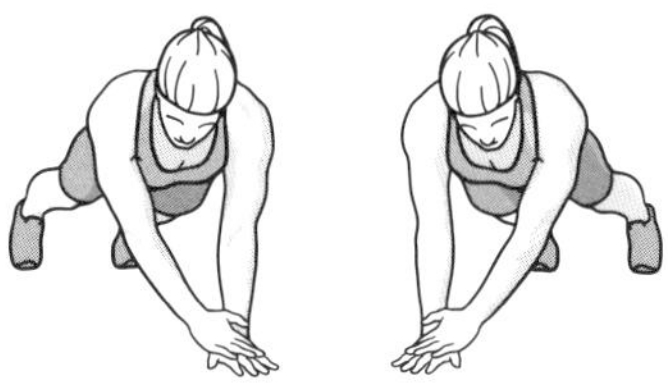

1 Tapping Hands
in der Liegestützposition

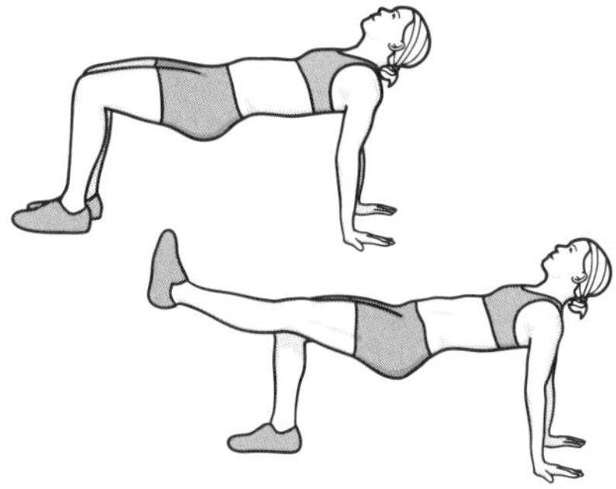

2 Spiderman

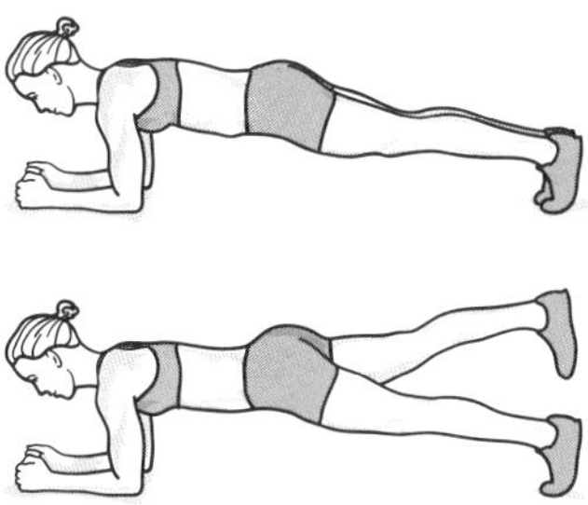

3 Plank

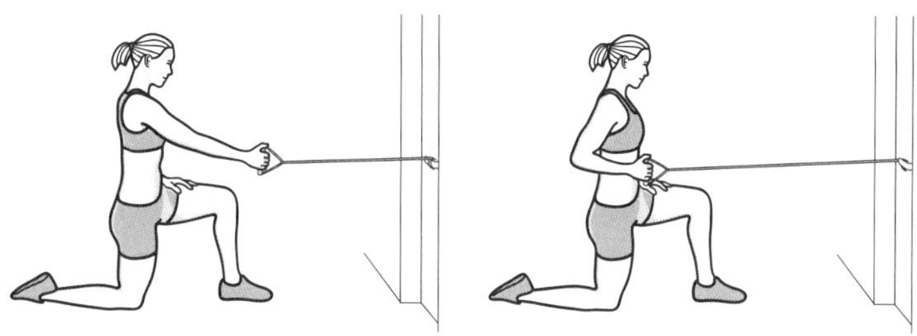

4 Einseitiges Rudern

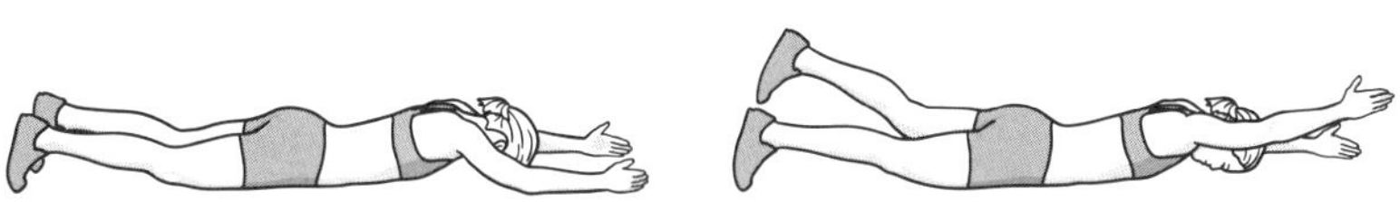

5 Diagonales Arm- und Beinheben

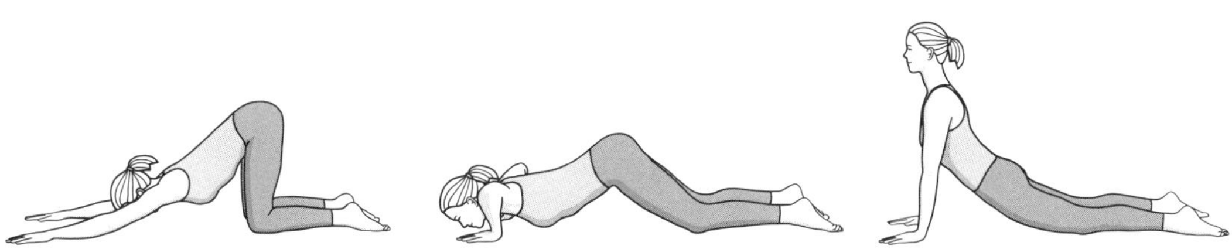

6 Body Slider

47 Verschollene Bewegungen

1 **2** 3

Trainingsdauer: 4–10 Minuten
Trainingsziel: Tue das Unerwartete – Bewegungen, die du schon lange nicht mehr gemacht hast
Anwendung: präventiv, bei allen Schmerzarten – bei akuten Schmerzen die Wiederholungszahlen reduzieren –, zur Verbesserung der Muskelkontrolle und der Spannung
Equipment: Handtuch oder Fitnessband, Hocker oder Stuhl

	Übung	Zu beachten	Wdh.	Sätze	Pause in Sek.	Seite
1	Tiefe Hocke	kontrollierte Bewegung	2–4	1–2	20	125
2	Spiderman	kontrollierte Bewegung	2–4	1–2	20	138
3	Twist	kontrollierte Bewegung	2–4	1–2	20	140
4	Hangin' around	kontrollierte Bewegung	2–4	1–2	20	140
5	Twist in Rückenlage mit gestreckten Beinen	kontrollierte Bewegung	2–4	1–2	20	131
6	Grätschsitz	kontrollierte Bewegung	2–4	1–2	20	131
7	Seitsitz	kontrollierte Bewegung	2–4	1–2	20	122
8	Rückenrubbeln	kontrollierte Bewegung	2–4	1–2	20	135

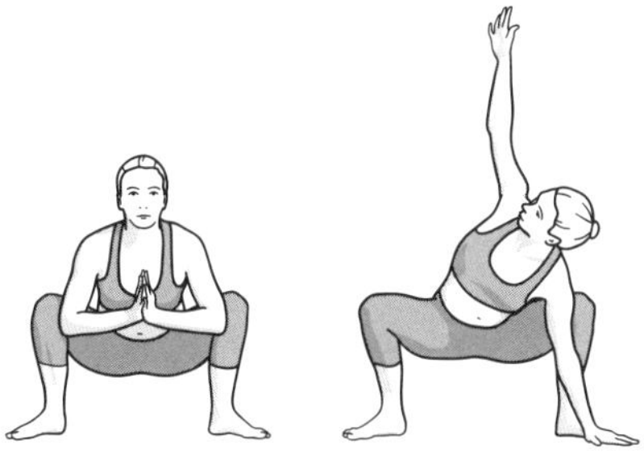

1 Tiefe Hocke

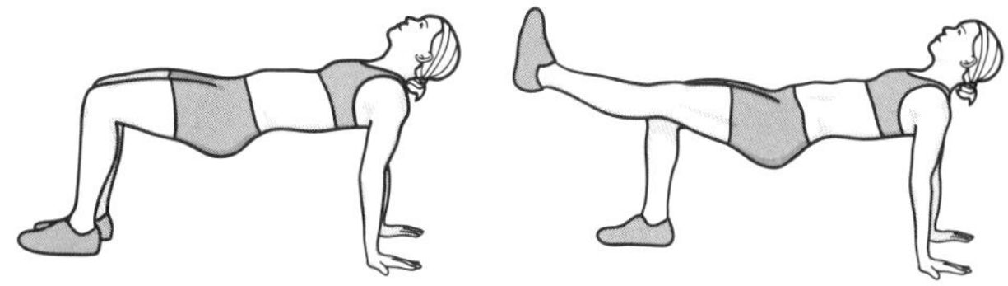

2 Spiderman

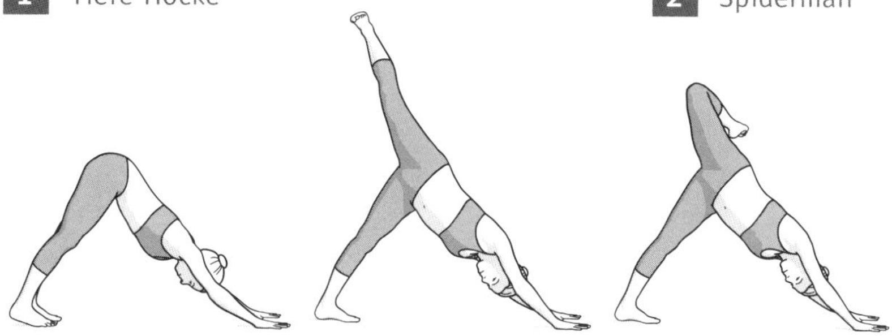

3 Twist

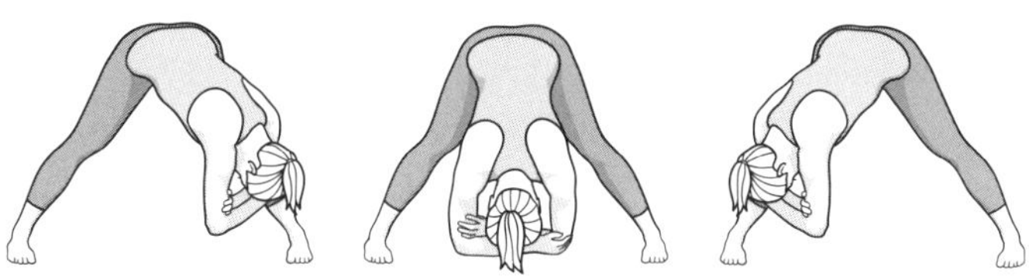

4 Hangin' around

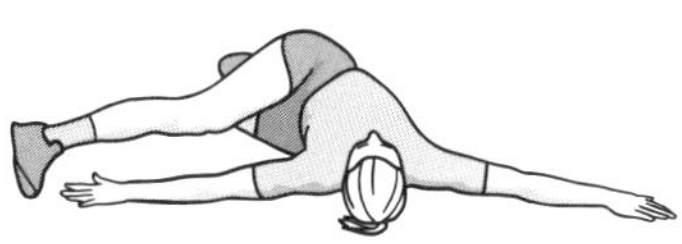

5 Twist in Rückenlage mit gestreckten Beinen

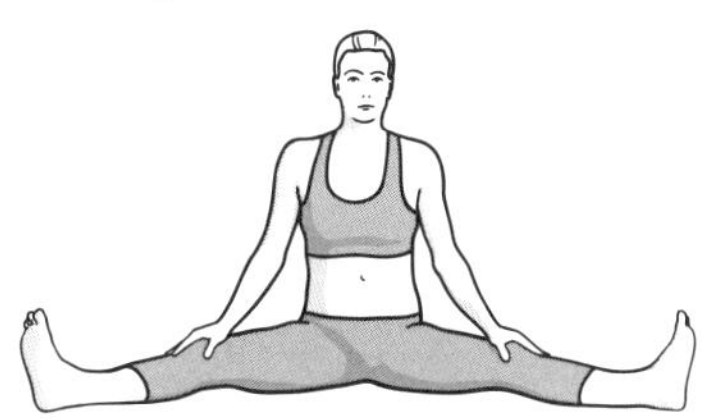

6 Grätschsitz

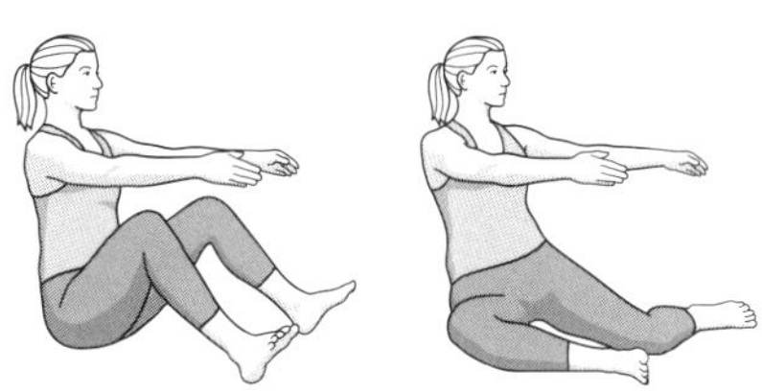

7 Seitsitz

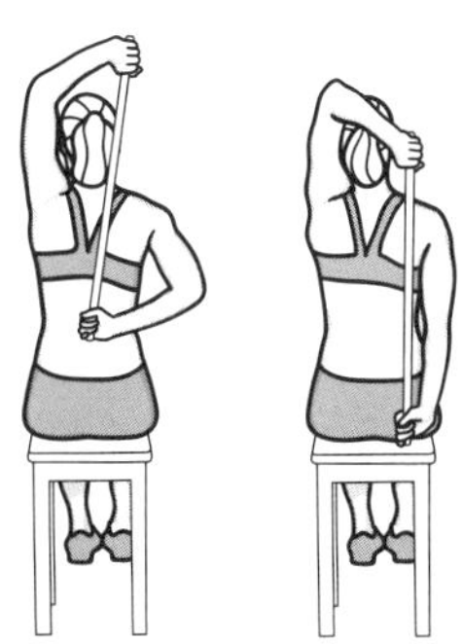

8 Rückenrubbeln

48 Ausdauertraining

Trainingsdauer: 12–22 Minuten
Trainingsziel: kardiopulmonale Leistungssteigerung
Anwendung: bei allen Schmerzarten, zur Stoffwechselsteigerung und Spannungskontrolle
Equipment: Handtuch

1 2 **3**

	Übung	Zu beachten	Wdh.	Sätze	Pause in Sek.	Seite
1	Knieheben	bei Bedarf kurze Pausen einbauen	40–60	1–2	120	128
2	Wechselsprünge	bei Bedarf kurze Pausen einbauen	30–50	1–2	120	139
3	Armschwingen	bei Bedarf kurze Pausen einbauen	80–100	1–2	120	121
4	Diagonales Arm- und Beinheben	bei Bedarf kurze Pausen einbauen	80–100	1–2	120	126
5	Ausfallschritte mit Oberkörpergegendrehung	bei Bedarf kurze Pausen einbauen	30–50	1–2	120	127
6	Knierutsche	bei Bedarf kurze Pausen einbauen	50–70	1–2	120	137
7	Plank	bei Bedarf kurze Pausen einbauen	30–50	1–2	120	138
8	Mountain Climber	bei Bedarf kurze Pausen einbauen	60–80	1–2	120	137

Hinweis: Gerade Ausdauertraining ist sehr gut bei akuten Schmerzen einsetzbar: Die Intensität kann bei Bedarf nach unten angepasst werden. Durch Ausdauertraining werden endogene Botenstoffe, sogenannte Opiate, zur Schmerzlinderung ausgeschüttet. Bei akuten Schmerzen sind Körperhaltung, Tempo und Bewegungsgröße anzupassen.

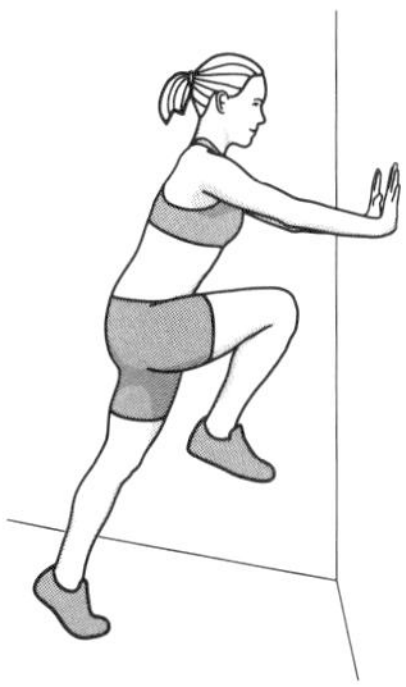

1 Knieheben

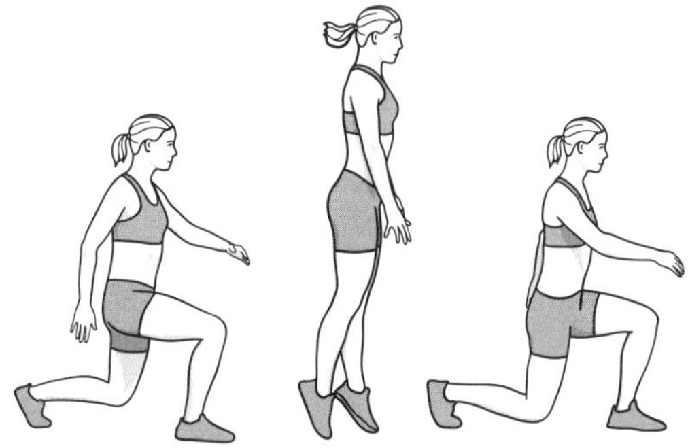

2 Wechselsprünge

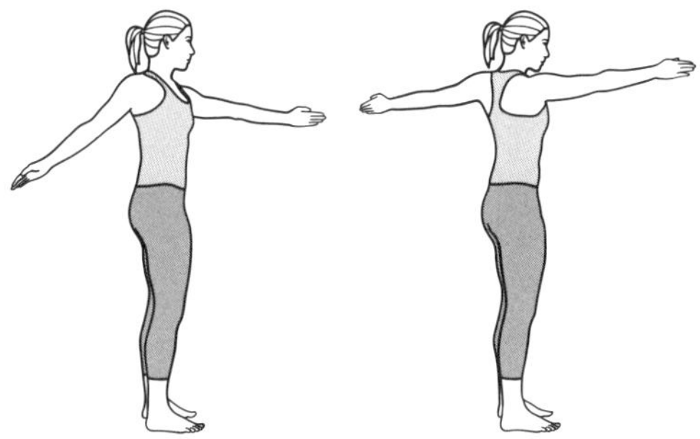

3 Armschwingen

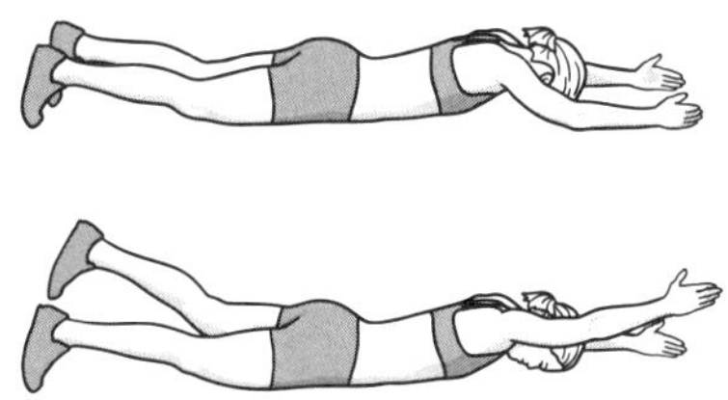

4 Diagonales Arm- und Beinheben

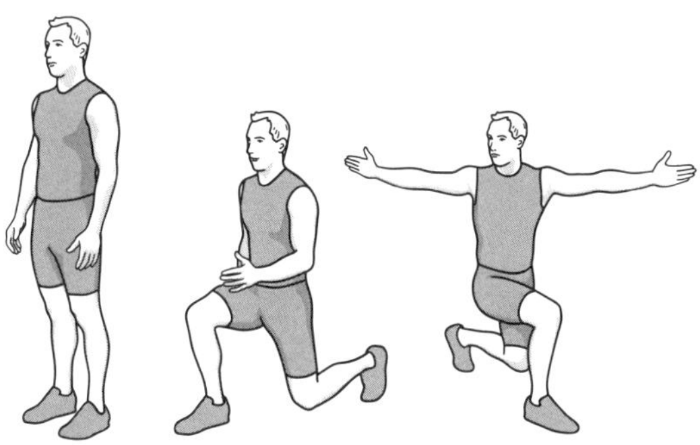

5 Ausfallschritte mit Oberkörpergegendrehung

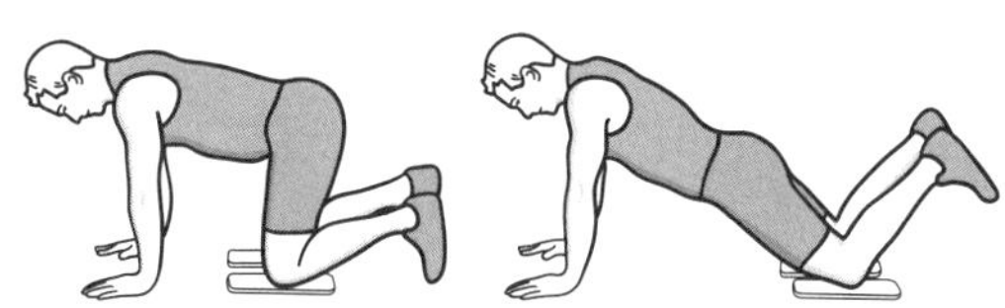

6 Knierutsche

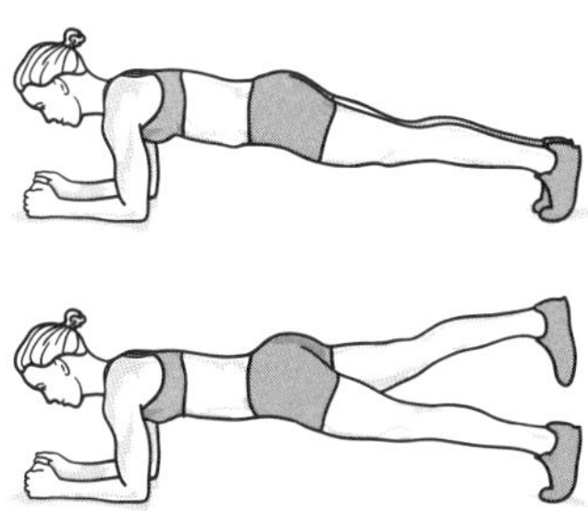

7 Plank

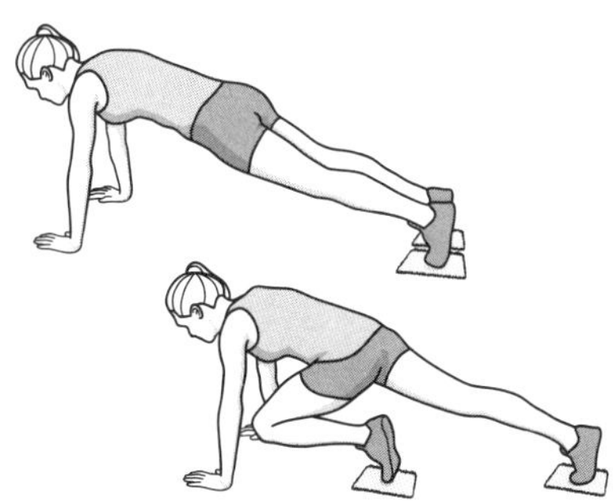

8 Mountain Climber

49 Ganzkörpertraining 1

Trainingsdauer: 30–45 Minuten
Trainingsziel: Kraftsteigerung
Anwendung: präventiv, bei allen Schmerzarten – bei akuten Schmerzen die Wiederholungszahlen reduzieren
Equipment: Hanteln

1 2 **3**

	Übung	Zu beachten	Wdh.	Sätze	Pause in Sek.	Seite
1	Kniebeuge	dynamisch kontrolliert	25	2–3	60–120	122
2	Miniwindmühle	dynamisch kontrolliert	25 pro Seite	2–3	60–120	126
3	Hüft-Twist	dynamisch kontrolliert	30	2–3	60–120	125
4	Body Slider	dynamisch kontrolliert	18	2–3	60–120	126
5	Nackendrücken	dynamisch kontrolliert	18	2–3	60–120	132
6	Rudern	dynamisch kontrolliert	18	2–3	60–120	132
7	Bauchhebel	dynamisch kontrolliert	15	2–3	60–120	138
8	Spiderman	dynamisch kontrolliert	12	2–3	60–120	138
9	Tapping Hands in der Liegestützposition	dynamisch kontrolliert	20	2–3	60–120	140
10	Bridging	dynamisch kontrolliert	20	2–3	60–120	139

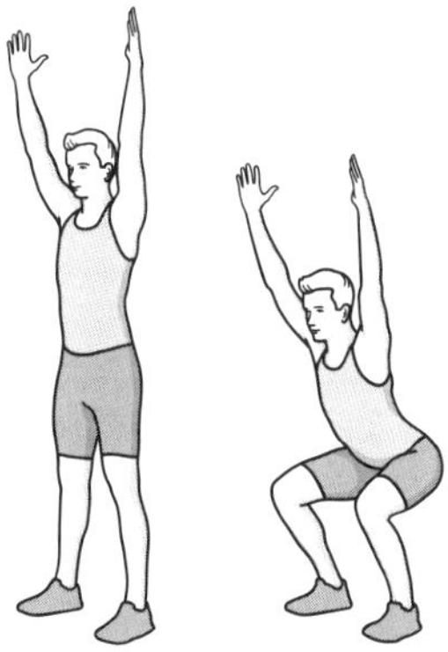

1 Kniebeuge

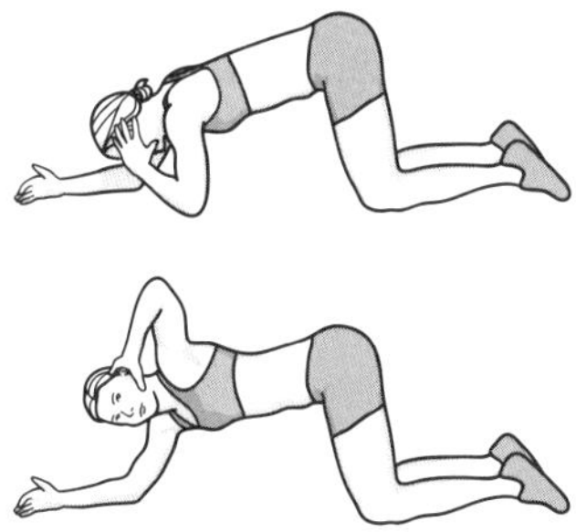

2 Miniwindmühle

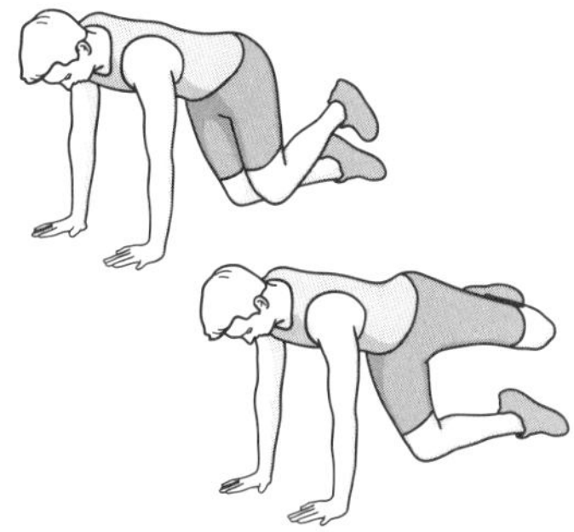

3 Hüft-Twist

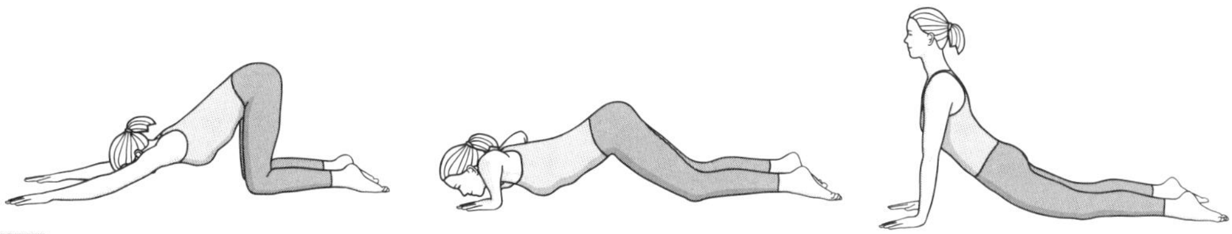

4 Body Slider

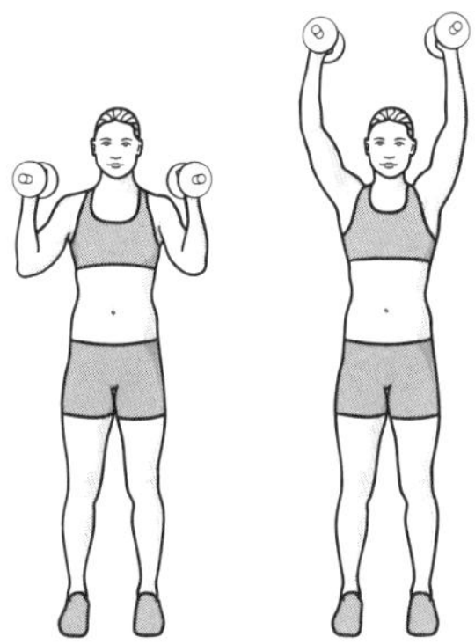

5 Nackendrücken

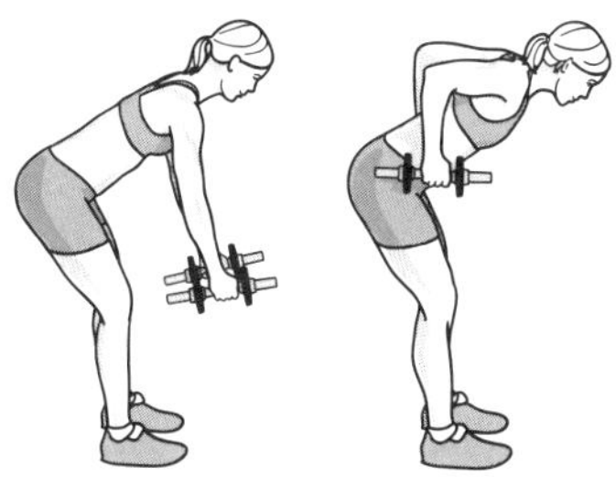

6 Rudern

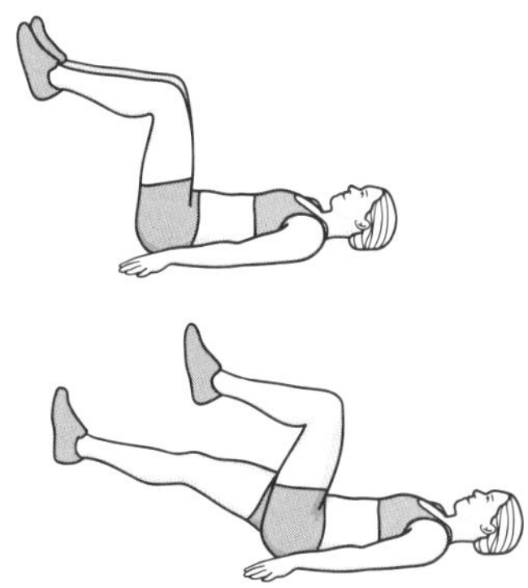

7 Bauchhebel

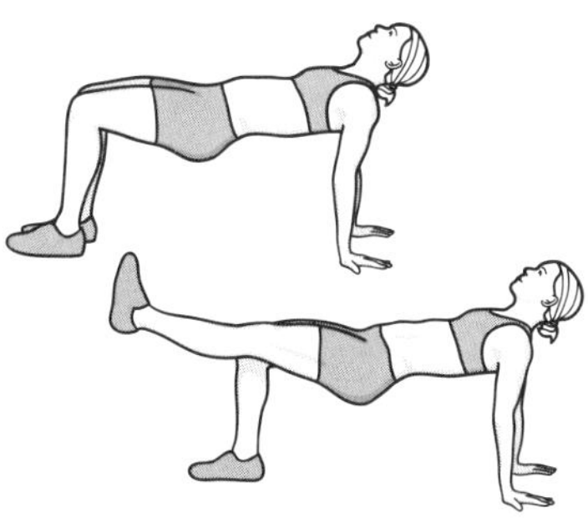

8 Spiderman

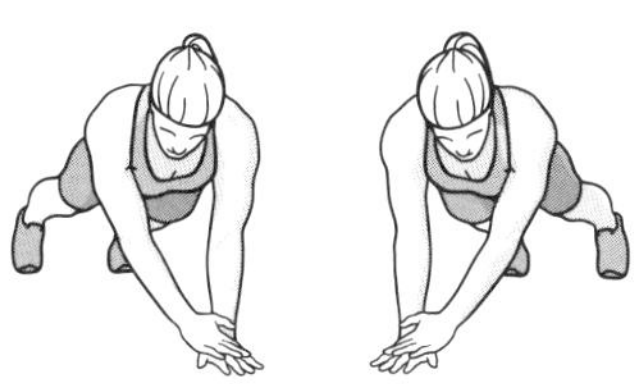

9 Tapping Hands in der Liegestützposition

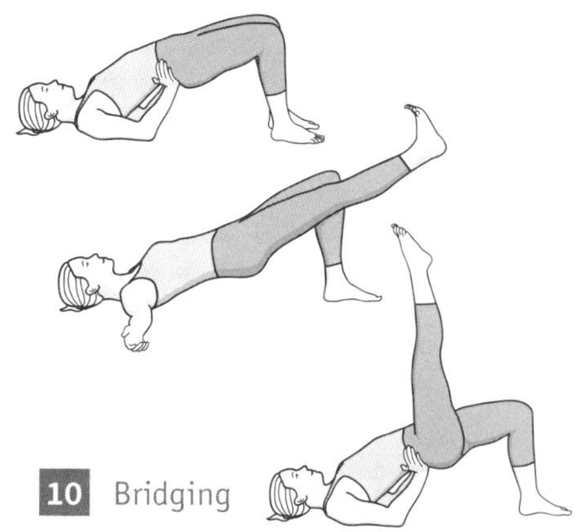

10 Bridging

50 Ganzkörpertraining 2

Trainingsdauer: 30–45 Minuten
Trainingsziel: Kraftsteigerung
Anwendung: präventiv, bei allen Schmerzarten – bei akuten Schmerzen die Wiederholungszahlen reduzieren
Equipment: Trainingsband, Hanteln

1 2 **3**

	Übung	Zu beachten	Wdh.	Sätze	Pause in Sek.	Seite
1	Wechselsprünge	dynamisch kontrolliert	25	2–3	60	139
2	Plank Turn	dynamisch kontrolliert	20	2–3	60	139
3	Einseitiges Rudern	dynamisch kontrolliert	20 pro Seite	2–3	60	133
4	Seit-Crunch	dynamisch kontrolliert	25	2–3	60	138
5	Seitheben	dynamisch kontrolliert	18	2–3	60	132
6	Rückenstrecker	dynamisch kontrolliert	20 pro Seite	2–3	60	134
7	Push-up	dynamisch kontrolliert	20	2–3	60	127
8	Ausfallschritte mit Oberkörpergegendrehung	dynamisch kontrolliert	18	2–3	60	127
9	Knieheben	dynamisch kontrolliert	25	2–3	60	128
10	Twist in Rückenlage mit gestreckten Beinen	dynamisch kontrolliert	20	2–3	60	131

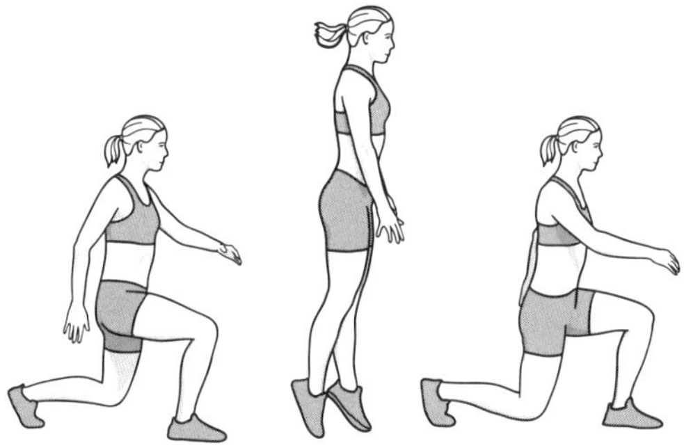

1 Wechselsprünge

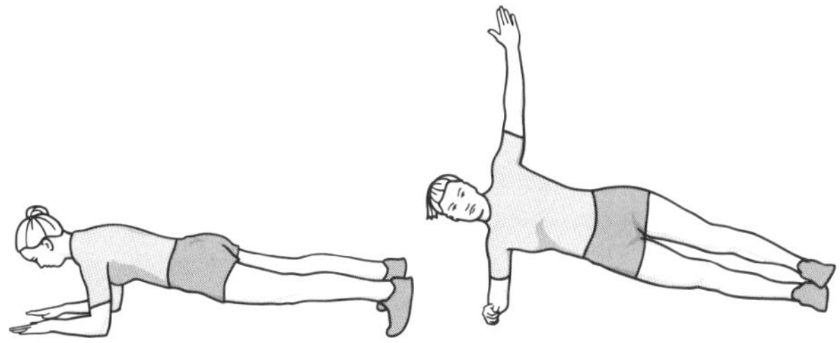

2 Plank Turn

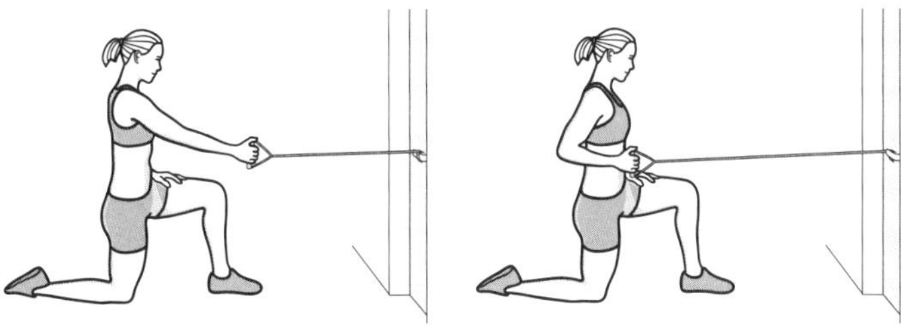

3 Einseitiges Rudern

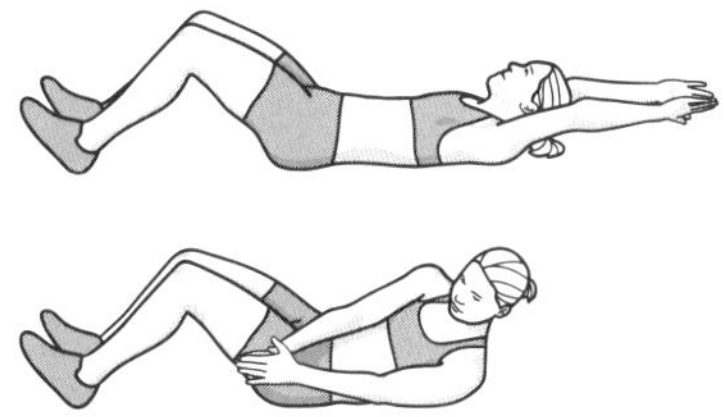

4 Seit-Crunch

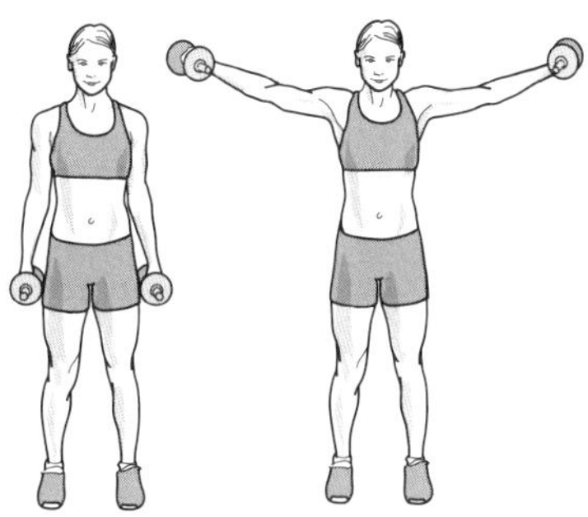

5 Seitheben

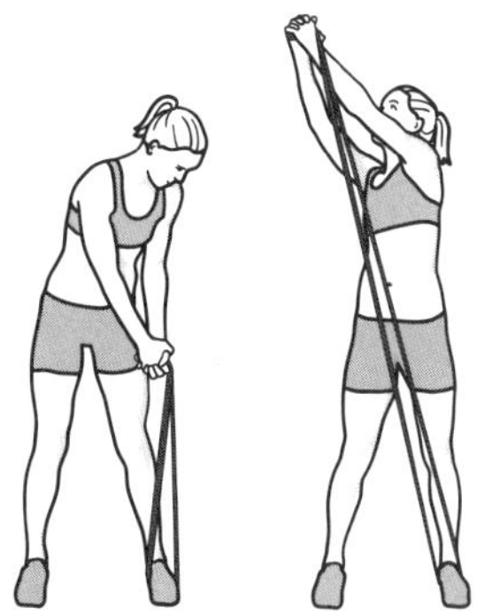

6 Rückenstrecker

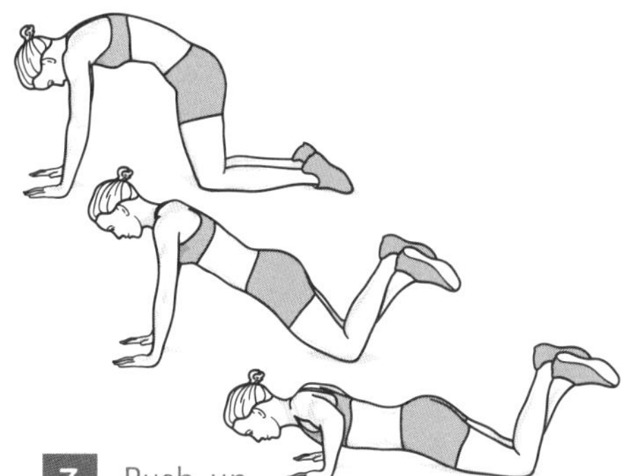

7 Push-up

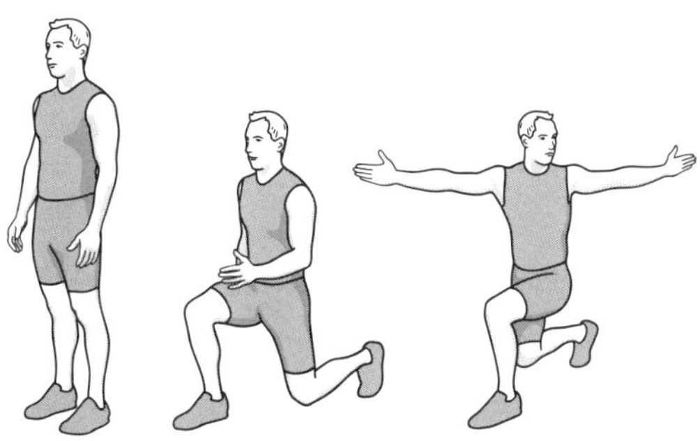

8 Ausfallschritte mit Oberkörpergegendrehung

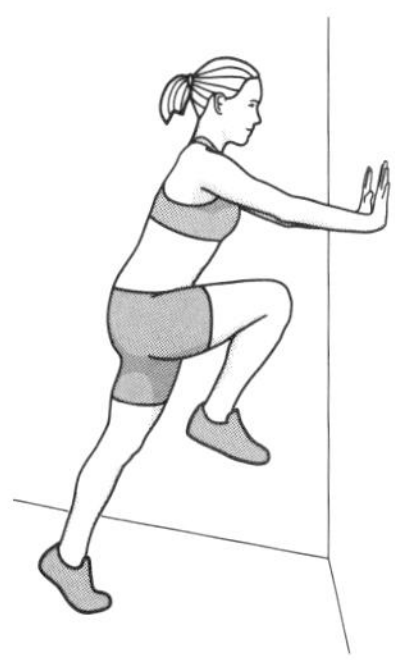

9 Knieheben

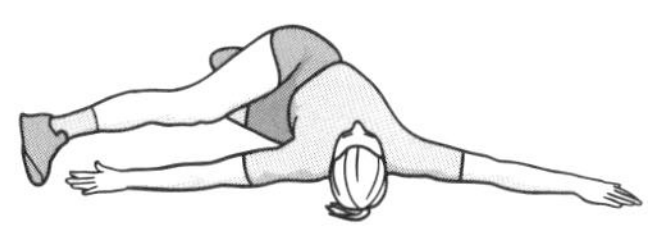

10 Twist in Rückenlage mit gestreckten Beinen

Die Übungen

3

Mobilisation

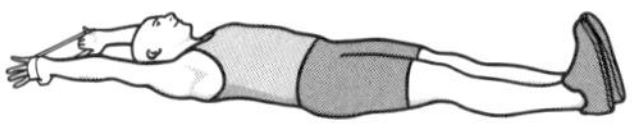

Beinschieber

In Rückenlage zeigen die Zehen senkrecht nach oben. Ein Bein am Boden entlang fußwärts nach unten schieben, gleichzeitig das andere Bein nach oben ziehen. Die Beine bleiben während der gesamten Übung gestreckt.

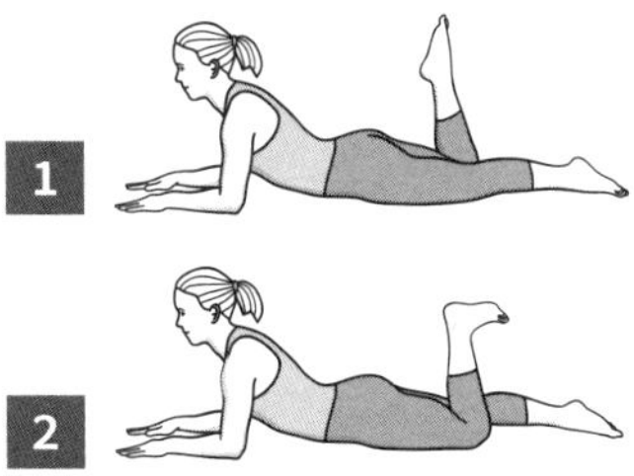

Knie anwinkeln in der Bauchlage

1. In Bauchlage auf den Unterarmen abstützen, abwechselnd die Beine im Kniegelenk beugen. Dabei die Ferse an das Gesäß heranziehen.
2. Das zweite Bein erst beugen, wenn das andere wieder auf dem Boden abgelegt ist.

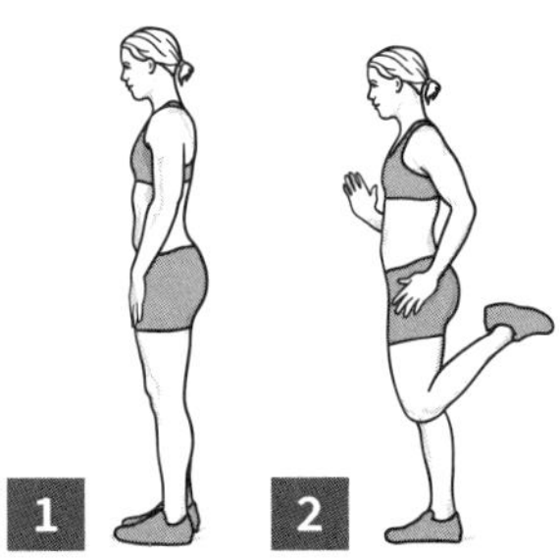

Anfersen

1. Einen stabilen Stand einnehmen. Wenn nötig, mit den Händen an einer Wand abstützen oder an einer Stuhllehne festhalten. Das Körpergewicht auf ein Bein verlagern.
2. Stehend die Beine abwechselnd im Knie beugen. Dabei kommt die Ferse dicht an das Gesäß, die Oberschenkel bleiben nebeneinander. Auf diese Weise das Tempo steigern und ins Laufen kommen. Die Bauchmuskeln dabei etwas anspannen, um eine zu starke Hohlkreuzbildung zu verhindern.

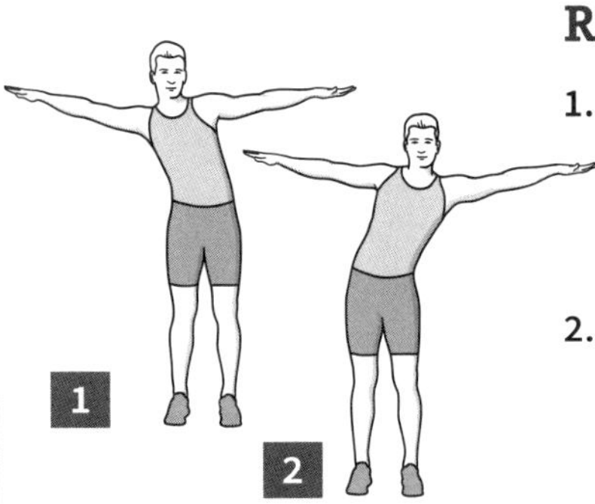

Rumpfzug

1. Beide Arme seitlich anheben und parallel zum Boden halten. Die Rumpfmuskulatur etwas aktivieren, um einen stabilen Oberkörper während der Übung zu sichern. Die Arme nach rechts schieben, der Oberkörper lässt sich nach rechts mit zur Seite ziehen.
2. Dieselbe Bewegung nach links ausführen. Das Becken bleibt während der Bewegungen des Oberkörpers in der Mitte, die Arme bleiben die gesamte Übungsausführung über zu den Seiten ausgestreckt.

Armschwingen

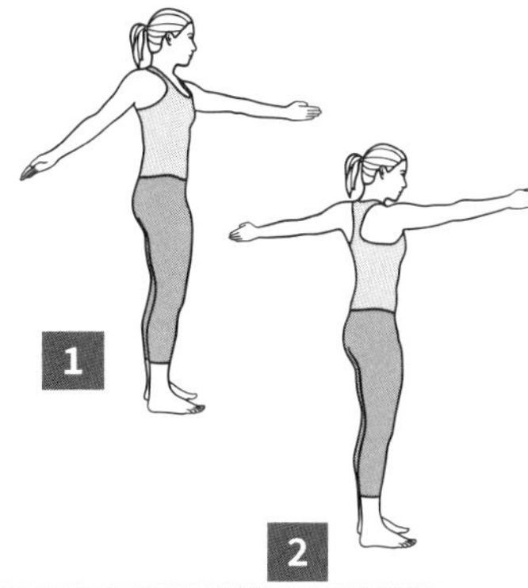

1. Aus dem stabilen Stand die Arme wechselseitig bis auf Schulterhöhe nach vorn und hinten anheben, also beispielsweise der linke Arm nach vorne, der rechte Arm nach hinten.
2. Nun schwingt der rechte Arm nach vorne und der linke nach hinten. Wenn möglich, die Arme auf diese Weise im Wechsel nach vorn und hinten schwingen, dann jede Schwungbewegung in den Knien abfedern.

Armdrehen

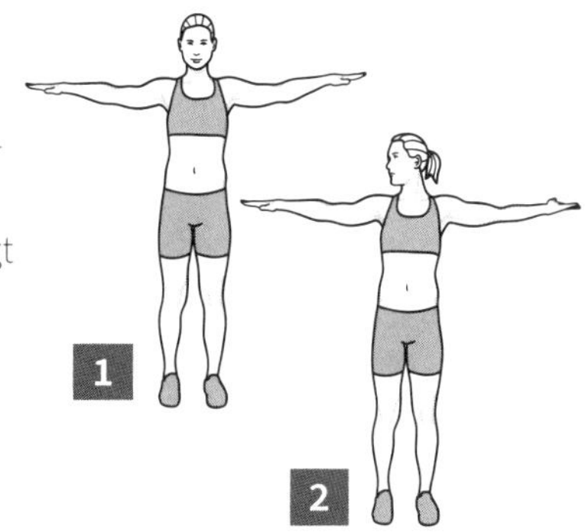

1. Die Arme seitlich abspreizen und auf Schulterhöhe halten. Eine Handinnenfläche nach unten (dabei zeigt der Daumen nach vorne oder nach unten) und auf der anderen Seite die Handfläche nach oben (dabei zeigt der Daumen nach hinten) drehen.
2. Die Handinnenflächen abwechselnd gegengleich nach oben und unten drehen. So drehen sich die gesamten Arme abwechselnd nach innen und außen.

Ringsitz/Schneidersitz

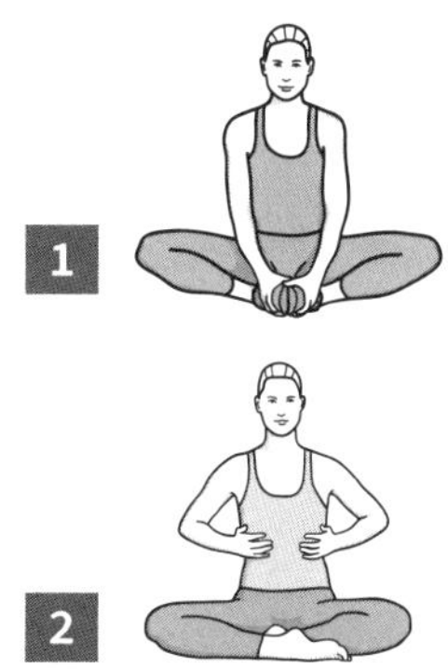

1. Für einen lockeren Ringsitz die Fußsohlen aneinanderlegen und die Knie nach außen sinken lassen. Die Füße mit den Händen festhalten. Federnde Bewegungen mit den Knien (beidseitig oder einseitig nacheinander) nach außen ausführen, um die Bewegungstoleranz der Hüfte zu vergrößern. Wahlweise das Körpergewicht von einer Gesäßhälfte auf die andere und/oder nach vorn und hinten verlagern.
2. Mit steigender Beweglichkeit vom Ring- in den Schneidersitz wechseln und die federnden Bewegungen der Knie nach außen sowie die dynamischen Gewichtsverlagerungen in dieser Position ausführen.

Päckchenlage

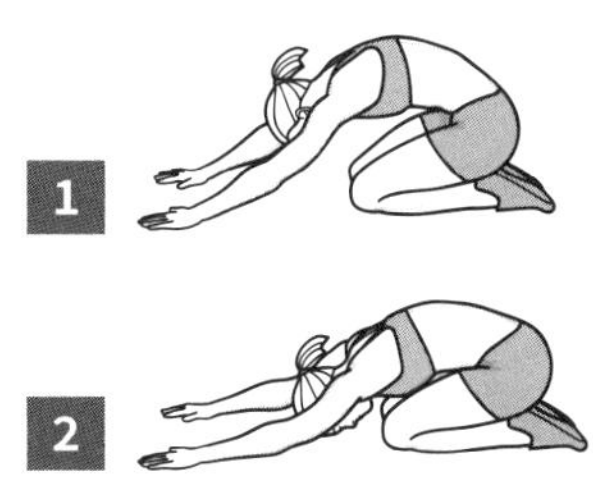

1. Aus dem Vierfüßlerstand das Gesäß auf die Fersen absenken. Den Oberkörper locker lassen, die Hände vor dem Körper auf dem Boden abstützen.
2. Den Oberkörper aktiv nach unten absenken und das Gesäß noch weiter nach hinten unten auf die Fersen schieben. Den Oberkörper mit den Armen nach hinten pressen.

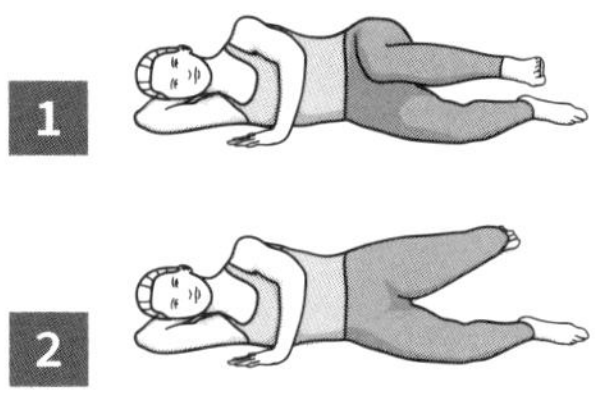

Hüftstrecker

1. Auf die Seite legen. den oberen Arm vor dem Oberkörper aufstützen, um die Position zu stabilisieren. Die Beine anwinkeln. Das obere Bein so weit anheben, dass eine Faust zwischen die Knie passt.
2. Bei stabilem Oberkörper das angehobene Bein nach hinten führen, dabei die Hüfte strecken. Das untere Bein gleichzeitig gegen den Untergrund pressen, damit es stabil in der Position bleibt. Die Übung auch auf der anderen Seite durchführen.

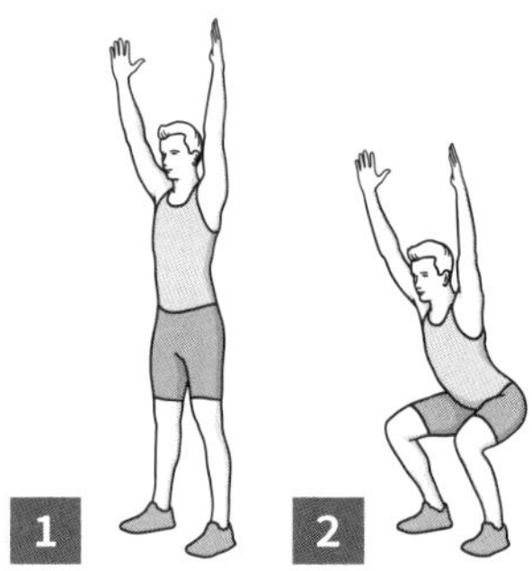

Kniebeuge

1. Im Stehen die Füße etwas mehr als beckenbreit aufstellen. Beide Arme nach oben strecken, das erzeugt mehr Rumpfspannung und Stabilität.
2. Die Knie beugen und das Becken nach hinten unten schieben, die Beine sollten etwa 90 Grad gebeugt sein. Dabei die Rumpfmuskulatur (Bauch und Rücken) anspannen.

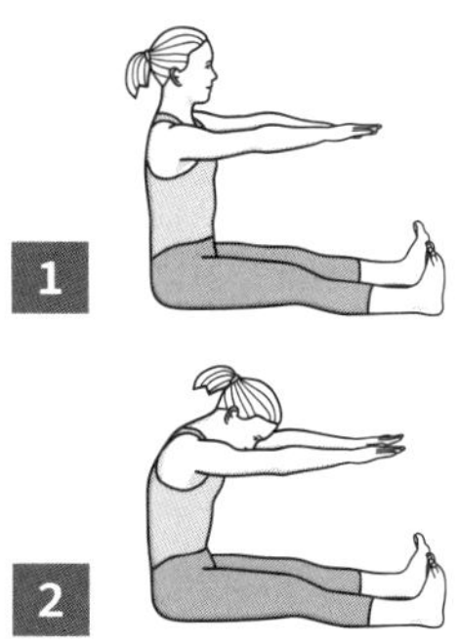

Langsitz

1. Startpunkt ist der Langsitz mit gestreckten Beinen und aufgerichtetem Oberkörper. Für eine bessere Wahrnehmung das Gewicht ein paarmal nach rechts und links verlagern. Die Arme nach vorn strecken.
2. Die Hände nach vorn in Richtung beziehungsweise über die Füße schieben, dabei den Abstand zwischen Armen und Beinen beibehalten. Den Oberkörper mit dieser Schiebebewegung leicht rund nach vorn beugen.

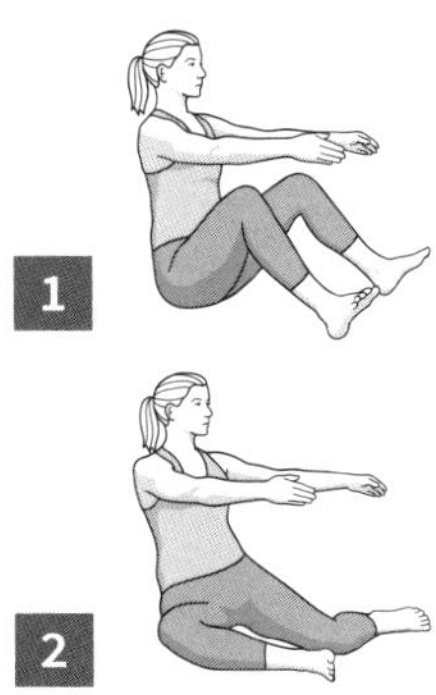

Seitsitz

1. Im Sitzen die Füße so weit auseinander aufstellen, dass eine Unterschenkellänge dazwischen Platz hat.
2. Beide Beine mit einer Drehung aus der Hüfte nach rechts absenken, bis die Knie den Boden berühren: Das rechte Knie zeigt nun nach außen, das linke Knie nach innen in Richtung des rechten Fußes. Die Beine zurück in die Mitte bewegen und Beine nach links absenken, bis wieder die Knie den Boden berühren. Im Wechsel fortfahren.

Hüftdirigent

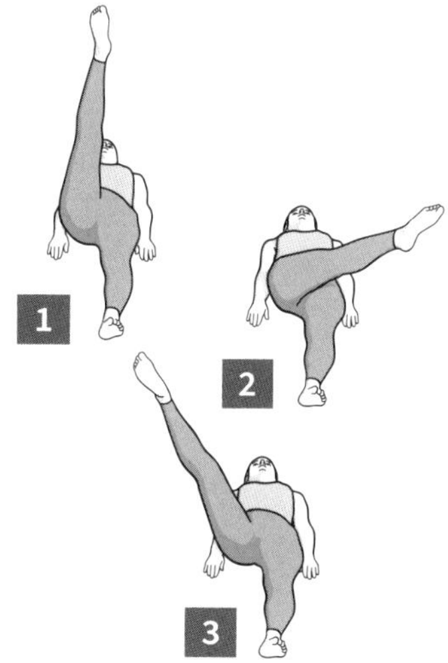

1. Auf den Rücken legen. Die Arme neben dem Oberkörper ablegen und den Körper durch Druck der Arme in die Unterlage stabilisieren. Ein Bein anheben und nach oben strecken.
2. Das Bein über die Körpermitte nach innen und wieder zurück in die Ausgangsposition bewegen. Dabei bleibt der Oberkörper stabil. Das Becken und der untere Rücken dürfen sich minimal mitbewegen.
3. Das Bein nach außen von der Körpermitte weg und wieder zurück in die Ausgangsposition führen.

Große Windmühle

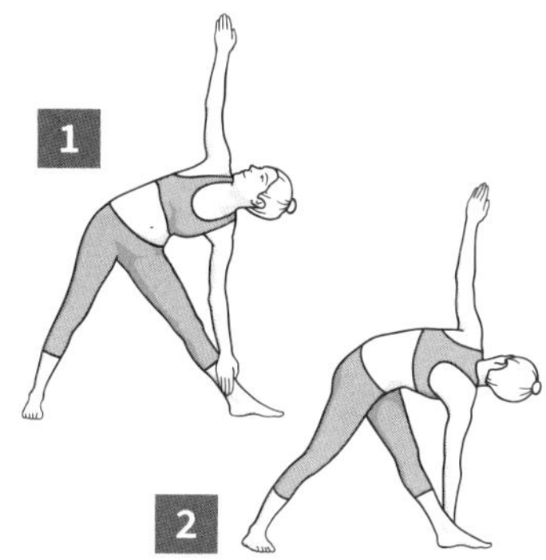

1. Die Beine im Stand grätschen, den linken Fuß zur Seite ausdrehen. Den Oberkörper so weit nach links zur Seite neigen, bis die linke Hand den linken Unterschenkel berührt. Den rechten Arm zur Decke strecken. Die Arme bilden eine Linie
2. Nun den Oberkörper nach links drehen, dabei die Arme in einer Linie halten. Schließlich berührt die rechte Hand den linken Unterschenkel und der linke Arm zeigt nach oben. Die Übung zur anderen Körperseite wiederholen.

Armmobilisation

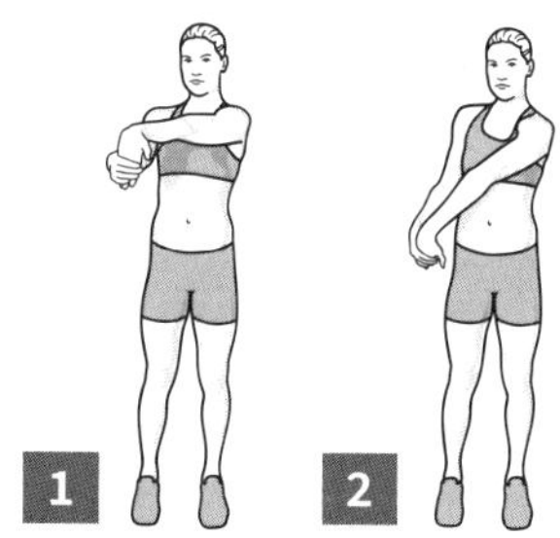

1. Den linken Arm nach vorne strecken und die Handinnenfläche nach oben drehen. Mit der rechten Hand die linke Hand greifen und die Finger der linken Hand nach unten dehnen, sodass die Handinnenfläche nun nach vorn vom Körper weg und der Handrücken zum Körper zeigt.
2. Die Dehnung halten und den linken Arm nach rechts bewegen. So verläuft der Arm diagonal über die Körpervorderseite. Hierbei darf ein »Ziehen« im Unterarm entstehen.

Sprunggelenkmobilisation

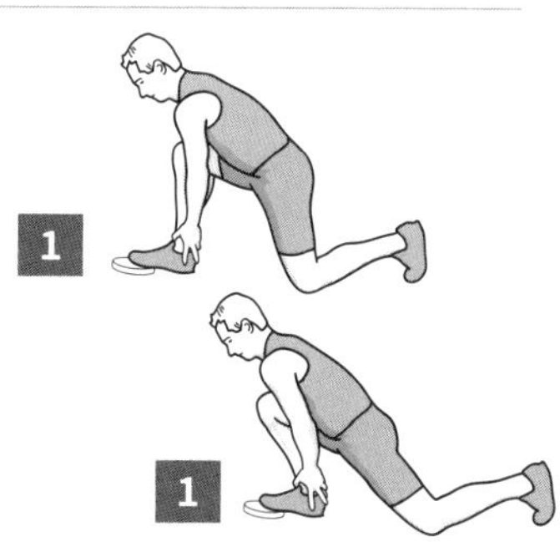

1. Aus dem Kniestand ein Bein nach vorn aufstellen. Mit beiden Händen den Unterschenkel und Knöchel umfassen und die Ferse fest nach unten auf den Boden pressen.
2. Das Körpergewicht auf das vordere Bein verlagern und den Oberkörper nach vorn über den Fuß lehnen. Dabei schiebt sich das Knie über den Fuß weiter nach vorn und das Sprunggelenk streckt sich.

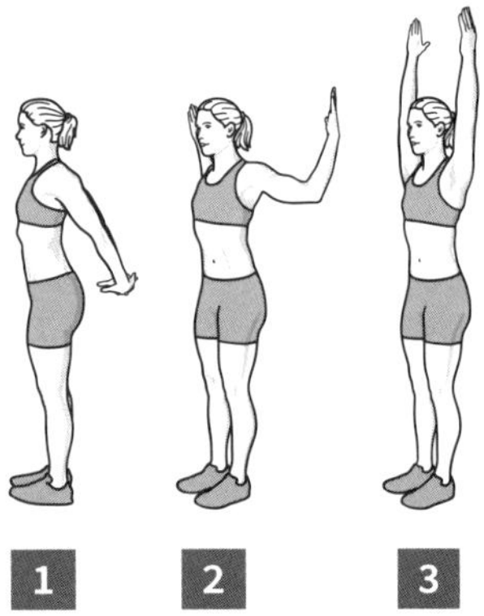

Schulterkarussell

1. Die gestreckten Arme eng am Körper nach hinten hinter die Körperebene führen. Die Ellbogen bleiben gestreckt. Dann geht es nahtlos in die nächste Bewegungskomponente über.
2. Beide Arme in die »U-Halte« führen, dafür die Ellbogen auf Schulterhöhe heben und im 90-Grad-Winkel beugen. In dieser Position die Arme nach hinten schieben und wieder nach vorn zurück.
3. Beide Arme nach oben über Kopf strecken. Die Daumen zeigen nach hinten. Beide Arme so weit wie möglich nach hinten bewegen, dann in die Ausgangsstellung zurückkommen. Hier beginnt der Ablauf von Neuem.

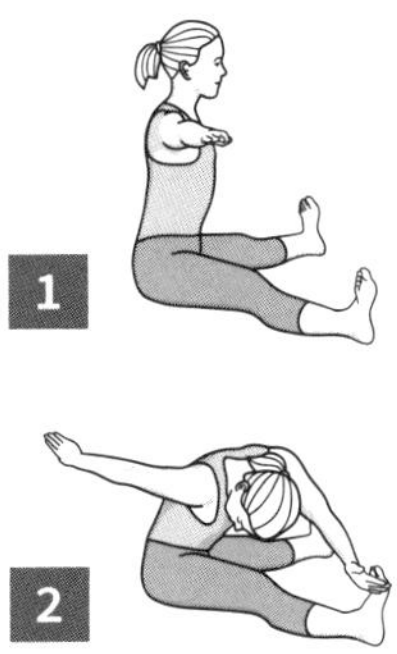

Rotation im Grätschsitz

1. Im Sitzen die Beine etwa 90 Grad grätschen. Die Arme zur Seite strecken und auf Schulterhöhe halten.
2. Den Oberkörper nach rechts drehen und mit dem linken Arm zwischen den Beinen abstützen. Sehr Fortgeschrittene können in der Drehung mit der linken Hand zum rechten Fuß greifen. Den rechten Arm weiterdrehen, er führt den Oberkörper noch weiter in die Rotation. Den Oberkörper über dem rechten Bein absenken. Zurück in die Ausgangsposition und zur anderen Seite wiederholen.

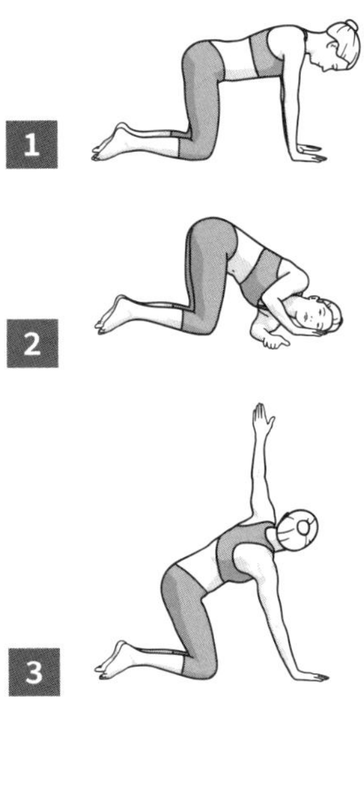

Kleine Windmühle

1. Im Vierfüßlerstand die Hände etwas vor den Schultern auf dem Boden platzieren, die Hüftgelenke stehen über den Knien.
2. Die linke Hand vom Boden lösen und den Arm unter dem Oberkörper hindurch auf die rechte Seite führen. Dabei darf der stützende rechte Arm sich beugen, die linke Schulter den Boden berühren und der Oberkörper sich absenken. Zurück in die Ausgangsposition.
3. Den linken Arm über die Seite nach oben führen, bis die Fingerspitzen zur Decke zeigen. Der Oberkörper dreht mit. Zurück in die Ausgangsposition. Den Bewegungsablauf mit dem anderen Arm wiederholen.

Rückneigen

1. Im Kniestand die Hände am hinteren Becken anlegen, die Finger zeigen nach unten.
2. Den Oberkörper nach hinten lehnen. So ergibt sich eine harmonische Krümmung der Wirbelsäule. Die Hände dabei auf den Fersen abstützen.

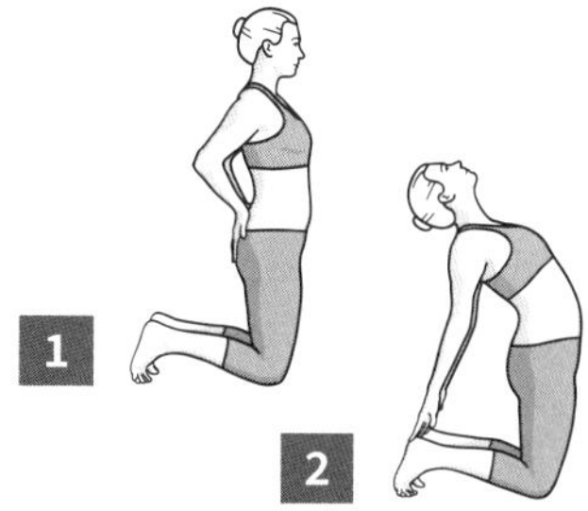

Hüft-Twist

1. Im Vierfüßler die Hände etwas vor den Schultern platzieren, die Hüftgelenke über den Knien. Ein Bein angewinkelt vom Boden lösen.
2. Das angehobene Bein seitlich nach hinten über den stützenden Unterschenkel schieben. Dabei die Bauchmuskeln aktivieren, um den unteren Rücken zu stabilisieren. Zurück in die Ausgangsposition und dieselbe Bewegung mit dem anderen Bein durchführen.

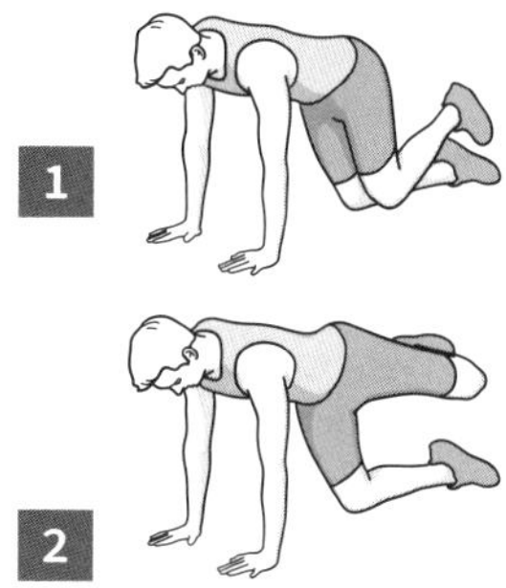

Tiefe Hocke

1. Im breiten Stand in eine tiefe Hocke absinken. Gern auch mit den Händen an einem Tisch oder Treppengeländer festhalten. In der Hocke das Körpergewicht ein paarmal nach rechts und links verlagern.
2. Mit einem Arm auf dem Boden oder Fußrücken abstützen, den Oberkörper in die Gegenrichtung drehen und den anderen Arm zur Decke strecken. Seite wechseln.

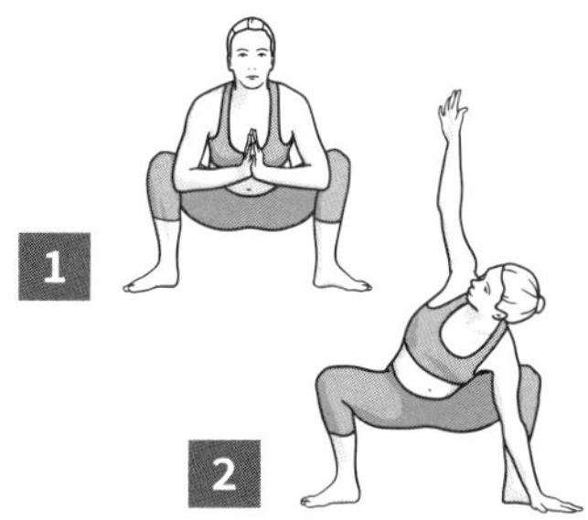

Bärenstand und -gang

1. Im Stehen beide Hände auf den Boden legen. Dabei dürfen die Knie leicht gebeugt werden.
2. Die Knie abwechselnd dynamisch beugen und wieder strecken. Der Oberkörper darf bei diesen Bewegungen nach rechts und links mitschwingen.
3. Mit den Händen auf dem Boden nach vorn laufen, bis sich der Abstand zwischen Händen und Füßen mindestens verdoppelt hat. Dann wieder mit den Händen zurücklaufen und in die Ausgangsposition kommen.

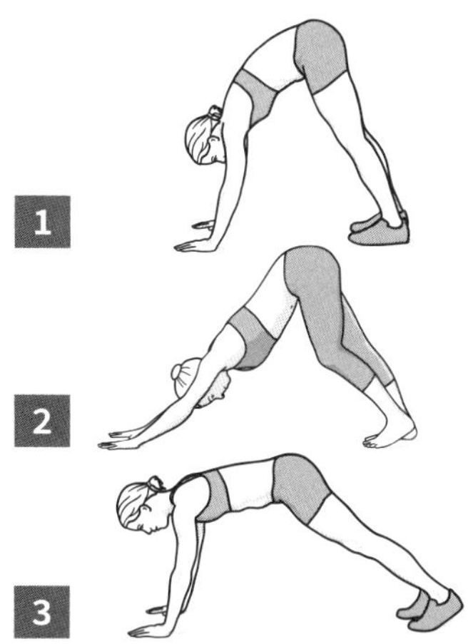

Kräftigung mit dem eigenen Körpergewicht

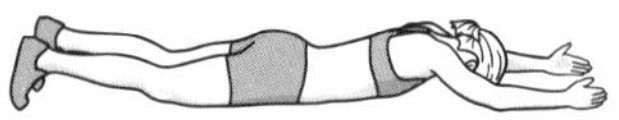

1

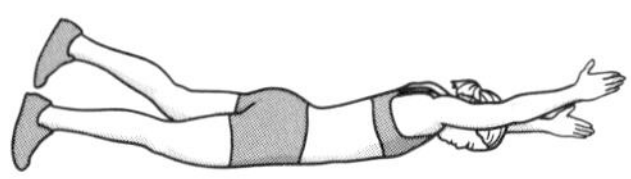

2

Diagonales Arm- und Beinheben

1. In der Bauchlage die Zehen- und Fingerspitzen auf der Unterlage aufstellen. Arme und Beine sind gestreckt, Ellbogen, Knie und Kopf haben keinen Bodenkontakt.
2. Den rechten Arm und das linke Bein etwas vom Boden anheben. Absenken, dann den linken Arm und das rechte Bein anheben. Im Wechsel fortfahren.

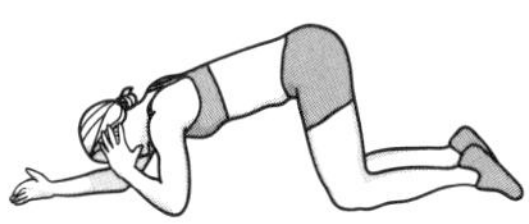

1

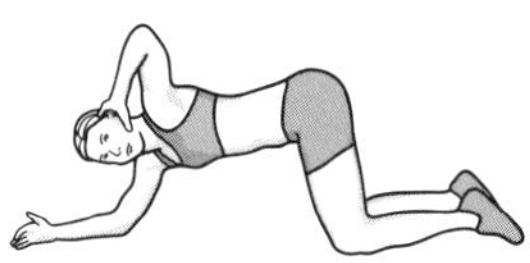

2

Miniwindmühle

1. Im Vierfüßlerstand auf den Unterarmen abstützen. Die linke Hand lösen und seitlich am Kopf anlegen, der Ellbogen ist gebeugt und zeigt nach außen.
2. Den Ellbogen nach oben bewegen. Dabei wird der Oberkörper ebenfalls mit zur Seite aufgedreht.

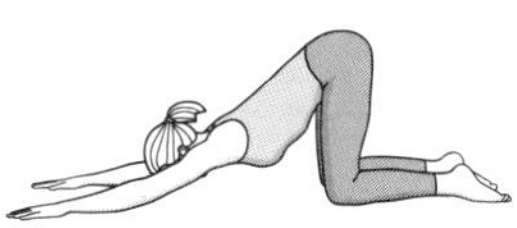

1

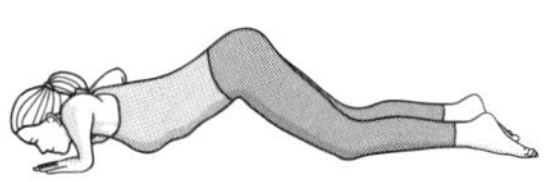

2

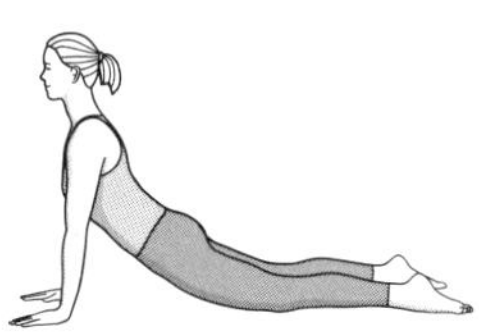

3

Body Slider

1. Aus dem Vierfüßlerstand die Arme gestreckt weit nach vorn schieben und den Oberkörper absenken, bis sich die Nasenspitze knapp über dem Boden befindet. In dieser »Rutschhalte« bleibt das Becken senkrecht über den Knien.
2. Die Ellbogen beugen und den Oberkörper entlang des Bodens nach vorn schieben, bis der Kopf zwischen den Händen ankommt.
3. Die Arme strecken und den Oberkörper nach oben aufrichten. Von dieser Position wieder zurück in den Vierfüßlerstand kommen.

Beininnenseite heben

1. In der Seitlage den oberen Arm vor dem Oberkörper aufstützen. Den Kopf in die Hand des anderen Arms stützen. Die Beine gestreckt aufeinanderlegen.
2. Das obere Bein zum Oberkörper ziehen, dabei Hüfte und Knie beugen und den Fuß neben der gestützten Hand abstellen. Alternativ das Bein mit der Hand festhalten.
3. Das untere gestreckte Bein nach oben anheben und wieder in die Ausgangsposition absenken.

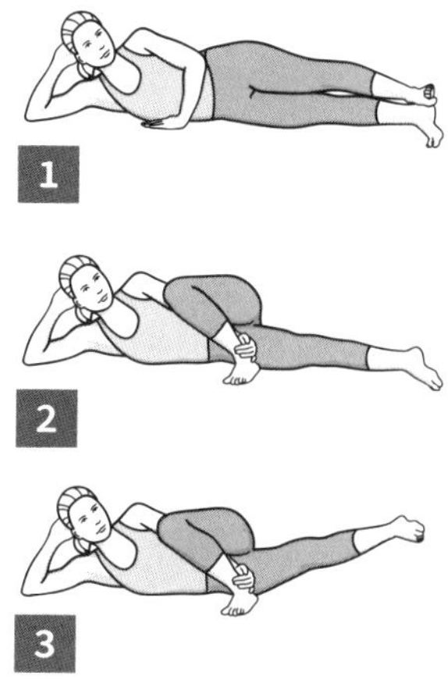

Push-up

1. Im Vierfüßlerstand die Knie unter den Hüftgelenken und die Hände knapp vor den Schultern platzieren. Den Rücken rund nach oben wölben.
2. Den Oberkörper strecken, das Körpergewicht auf die Arme nach vorn verlagern, die Unterschenkel vom Boden lösen und die Füße übereinander kreuzen. Die Arme tragen das Gewicht des Oberkörpers.
3. Die Ellbogen beugen und den Oberkörper bis kurz vor dem Boden absenken, dann wieder in die Ausgangsposition nach oben drücken. Die Körpermitte bleibt dabei stabil und lang.

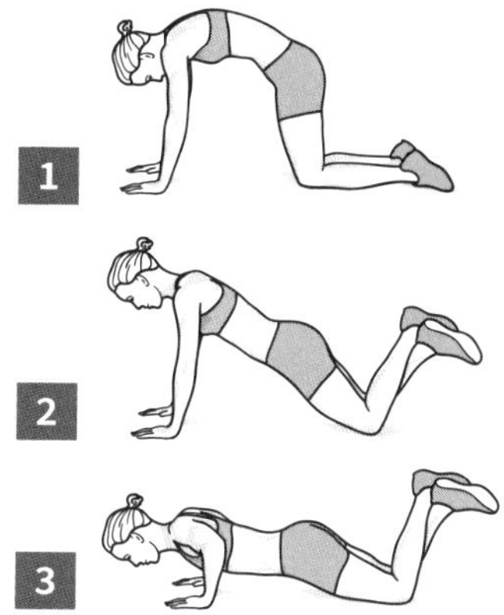

Ausfallschritte mit Oberkörpergegendrehung

1. Im stabilen Stand die Füße etwa hüftbreit platzieren.
2. Ein Bein einen größeren Schritt nach hinten setzen. Das Körpergewicht bleibt weitgehend auf dem vorderen Bein.
3. Die Arme zu beiden Seiten etwa auf Schulterhöhe ausbreiten. Den Oberkörper in Richtung des vorderen Beins drehen.

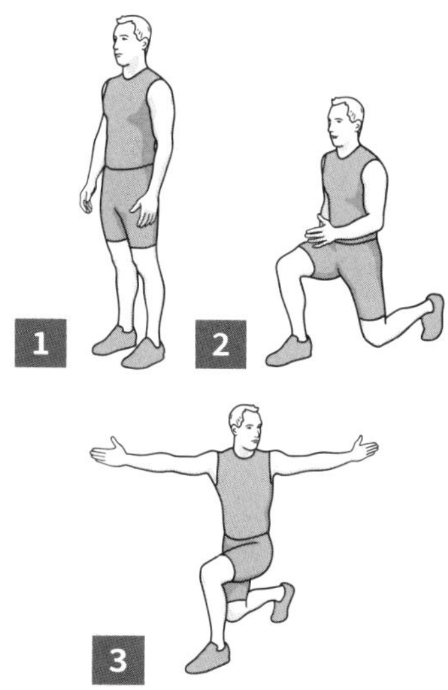

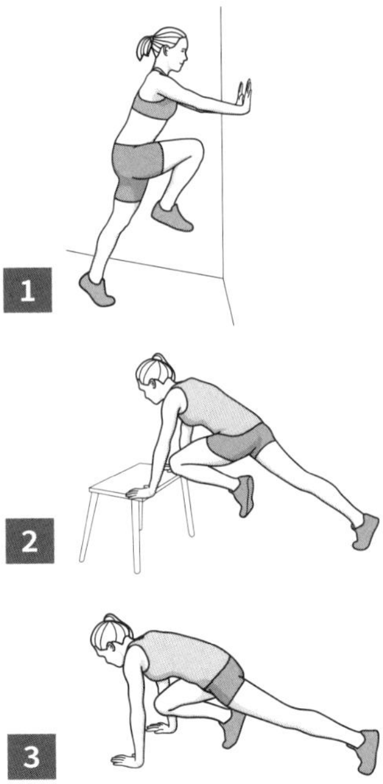

Knieheben

1. Aufrechtes Knieheben: Mit den Händen an einer Wand oder Zimmertür abstützen und abwechselnd ein Bein anheben, bis das Knie auf oder über Hüfthöhe ist.
2. Schräges Knieheben: Die Hände auf einem Stuhl, Hocker oder einem niedrigen Tisch abstützen. Abwechselnd die Knie nach vorn Richtung Hände ziehen.
3. Horizontales Knieheben: Die Hände auf dem Boden abstützen und abwechselnd ein Knie nach vorn unter den Oberkörper Richtung Hände ziehen.

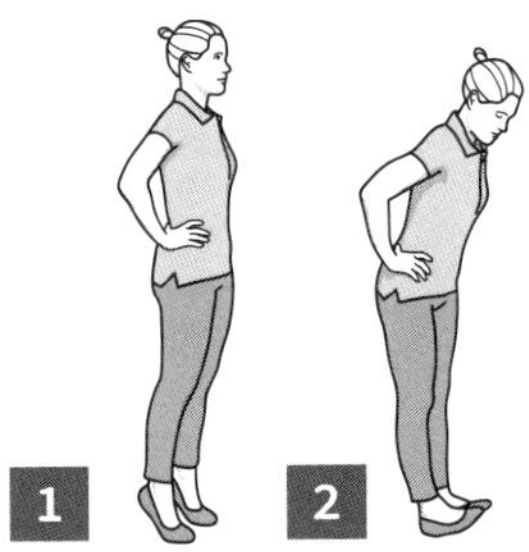

Zehen- und Fersengang

1. Im aufrechten Stand die Füße hüftbreit parallel platzieren. Die Fersen vom Boden abheben und den Ballenstand auf den Zehen stabilisieren. Dazu die Bauchmuskeln anspannen und die Hände in die Taille stützen. Ist die Position zu wackelig, mit einer Hand an der Wand abstützen. Auf den Zehen vorwärts und rückwärts gehen.
2. Das Gewicht auf die Fersen verlagern und die Vorderfüße anheben. Dabei darf sich der Oberkörper zum Ausgleich etwas nach vorn neigen. Auf den Fersen vorwärts und rückwärts gehen.

Dehnübungen

Langsitz – Hürdensitz

1. Auf den Boden setzen und die Beine nach vorn ausstrecken. Knie und Füße berühren sich. Den Oberkörper aufrecht halten und aktiv nach oben strecken.
2. Mit den Händen die Beine entlang nach vorn wandern, der Oberkörper folgt dieser Bewegung. Oberkörper und Hände so weit in Richtung Füße lehnen, dass die Spannung in den Beinrückseiten und im Rücken noch akzeptabel ist. Die Hände müssen die Füße nicht unbedingt erreichen.
3. Aus der vorgeneigten Position zurück in den Langsitz. Ein Bein anwinkeln und den Fuß nach hinten ablegen. Den Oberkörper aktiv strecken und aufrichten. Mit dem nach hinten angewinkelten Bein zurück in den Langsitz kommen und nach vorn lehnen. Dann das andere Bein angewinkelt über die Seite nach hinten platzieren. Im Wechsel fortfahren.

Hinweis: Zur Steigerung die Übung 12-mal mit dem rechten Bein direkt hintereinander und anschließend 12-mal mit dem linken Bein ausführen.

1
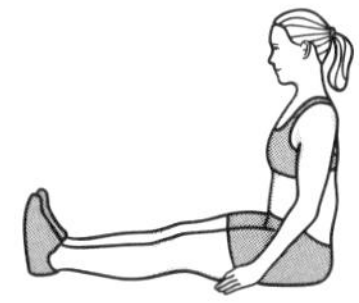

2
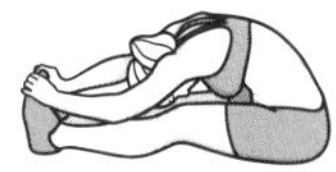

3
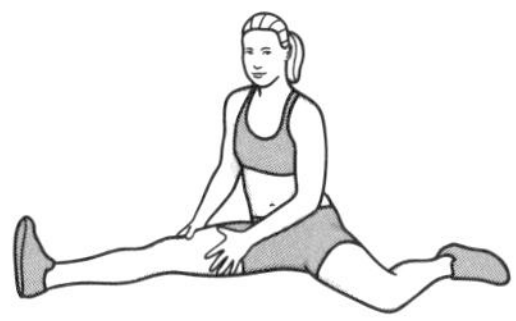

Beinrückseite und Hüftbeuger

1. In Rückenlage ein Bein zum Oberkörper ziehen und mit beiden Händen in der Kniekehle festhalten. Das andere Bein bleibt möglichst flach liegen.
2. Das gehaltene Bein im Kniegelenk strecken. Dabei die Fußsohle in Richtung Decke schieben. Die Beugung der Hüfte darf in dieser Position etwas nachlassen.
3. Das Bein wieder anwinkeln und das Knie so weit wie möglich zum Oberkörper ziehen, dabei die Knievorderseite festhalten. Die Dehnung für 1 bis 3 Sekunden halten. Den Bewegungsablauf mit dem anderen Bein durchführen.

1
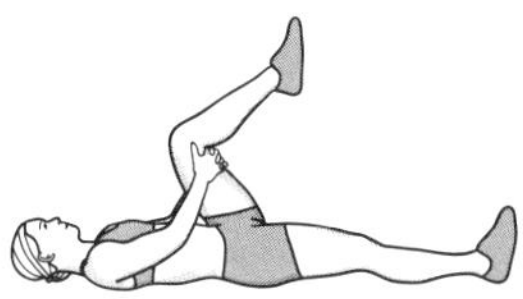

2
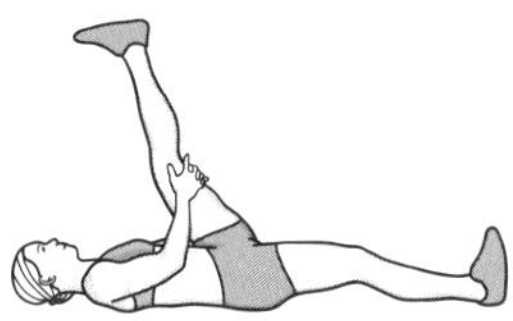

3
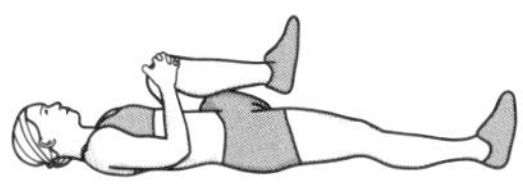

1

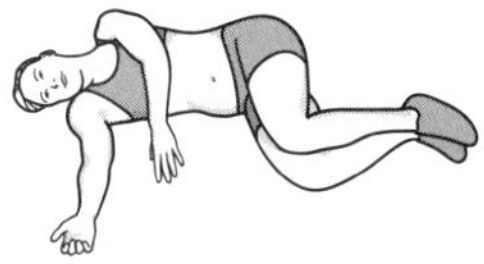

2

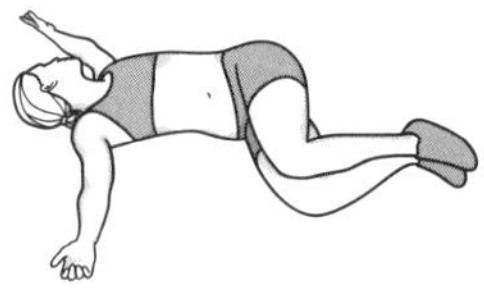

Oberkörperdrehung mit angewinkelten Beinen

1. In der Seitlage den oben liegenden Arm vor dem Oberkörper auf dem Boden aufstützen, die Beine anwinkeln und aufeinanderlegen.
2. Die obere Schulter nach hinten absenken, bis beide Schultern den Boden berühren. Der Oberkörper dreht sich dabei aus der Körpermitte. Zurück in die Startposition.

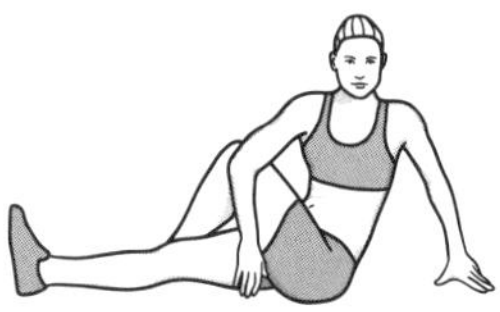

Drehsitz

Im Langsitz das linke Bein anwinkeln und den linken Fuß über das rechte Bein setzen, sodass die Fußsohle etwa neben der rechten Knieaußenseite platziert ist. Den Oberkörper aufrichten und nach links drehen. Den rechten Arm auf der Außenseite des linken Oberschenkels anlegen. Mit der linken Hand hinter dem Oberkörper abstützen. Diese Position für 2 bis 3 Sekunden halten. Zurück in den Langsitz und die Seite wechseln.

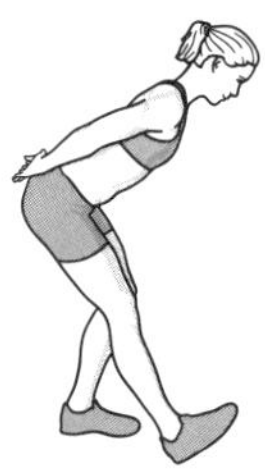

Wadendehnung

In der Schrittstellung den Fußrücken des vorderen Beines nach oben ziehen und die Position für 3 bis 5 Sekunden halten. Die Ferse bleibt dabei am Boden. Das Körpergewicht hauptsächlich auf das hintere Bein verlagern. Die Arme auf dem Rücken ablegen oder auf dem Oberschenkel des Standbeins abstützen. Die Beine wechseln und die andere Wade dehnen.

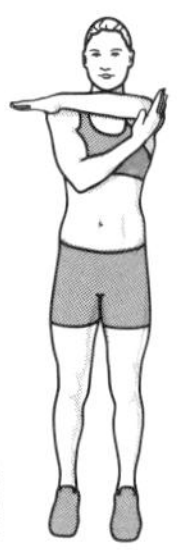

1

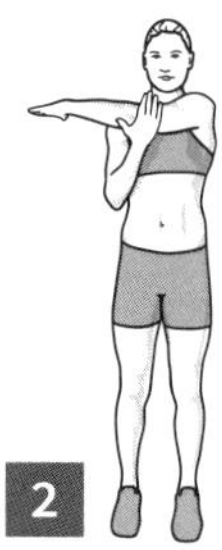

2

Schulterdehnung

1. Mit der rechten Hand den linken Ellbogen greifen, den linken Arm dabei angewinkelt auf Schulterhöhe vor dem Körper halten.
2. Mit der rechten Hand den Ellbogen und damit den ganzen Arm nach rechts ziehen, bis die linke Hand über die rechte Schulter hinausragt und eine Dehnung in der Schulter zu spüren ist. Diese Position für 2 bis 3 Sekunden halten, dann die Seite wechseln.

Schulterzug

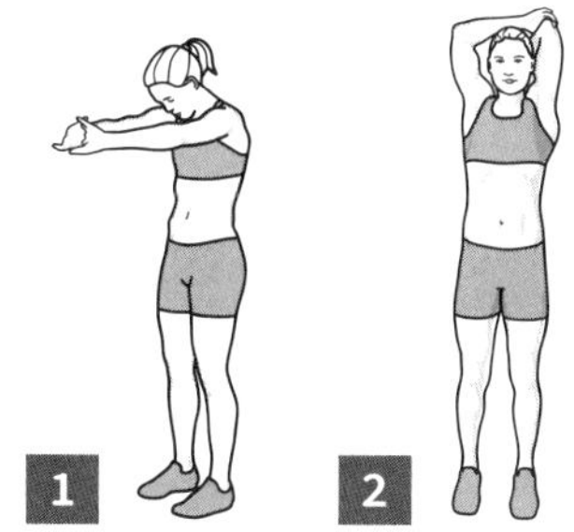

1. Beide Arme nach vorn auf Schulterhöhe anheben, mit der rechten Hand die linke fassen. Dabei zeigt die linke Handinnenflächen nach vorn. Der Oberkörper darf im Schulterbereich etwas rund werden und der Armbewegung nach vorn folgen. Diese Position 1 bis 2 Sekunden halten, dann die Spannung wieder lösen und nahtlos zum zweiten Teil der Übung wechseln.
2. Die Arme über Kopf heben, die Ellbogen beugen und mit der rechten Hand den linken Ellbogen fassen. Den linken Oberarm seitlich nah an beziehungsweise etwas hinter den Kopf ziehen. Der linke Arm ist dabei angewinkelt und die linke Hand kommt hinter den Kopf, der rechte Ellbogen zeigt auf die rechte Seite. Für 2 bis 3 Sekunden in dieser Position bleiben. Zurück in die Ausgangsposition und die Seite wechseln.

Grätschsitz

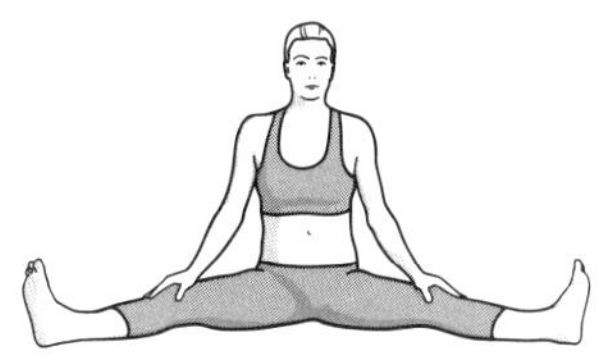

Im Sitzen die Beine zu beiden Seiten strecken. Erstes Ziel: einen Winkel von 80 bis 90 Grad anstreben. Es darf in der Leiste und an den Oberschenkelinnenseiten spannen und ziehen, sollte aber noch erträglich sein. Mit der Zeit versuchen, die Beine noch weiter abzuspreizen und die Spannung zu verstärken – dann die Position für 3 bis 5 Sekunden halten.

Twist in Rückenlage mit gestreckten Beinen

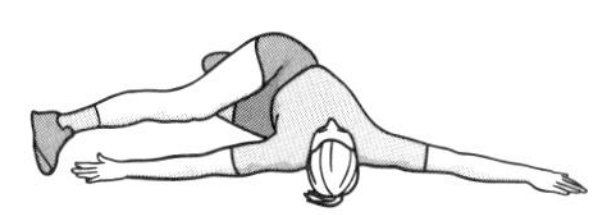

In der Rückenlage die Arme zu beiden Seiten etwa auf Schulterhöhe ausbreiten. Das rechte Bein gestreckt nach oben anheben und zur linken Seite absenken, bis der rechte Fuß den Boden berührt. Dabei drehen sich Becken und Oberkörper mit. Das Bein nahezu gestreckt lassen. Mit den Armen kann der Oberkörper stabilisiert werden. Das Bein wieder kontrolliert zurück nach oben in die Mitte heben und ablegen. Mit dem linken Bein nach rechts wiederholen.

Kräftigung

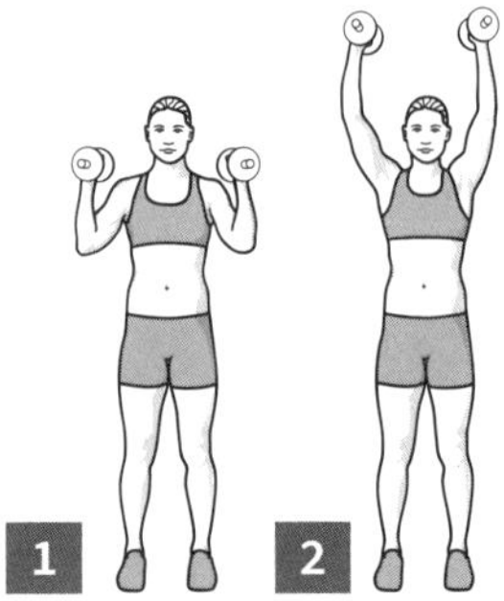

Nackendrücken

1. Im stabilen Stand zwei Hanteln auf Schulterhöhe halten. Die Bauchmuskulatur aktiv anspannen, um den Oberkörper zu stabilisieren.
2. Die Hanteln über den Kopf nach oben schieben. Die Ellbogen dabei nicht komplett durchstrecken. Danach kontrolliert wieder in die Ausgangsstellung absenken.

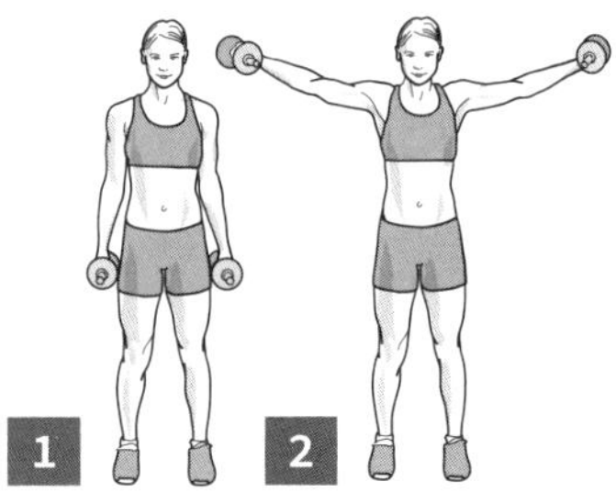

Seitheben

1. In der Startposition die Hanteln seitlich neben der Hüfte am langen Arm halten. Die Ellbogen hier bereits leicht beugen.
2. Die Arme bis auf Schulterhöhe gleichzeitig zu beiden Seiten anheben. Die Arme bleiben lang. Währenddessen die Bauchmuskulatur aktiv anspannen, um den Oberkörper zu stabilisieren.

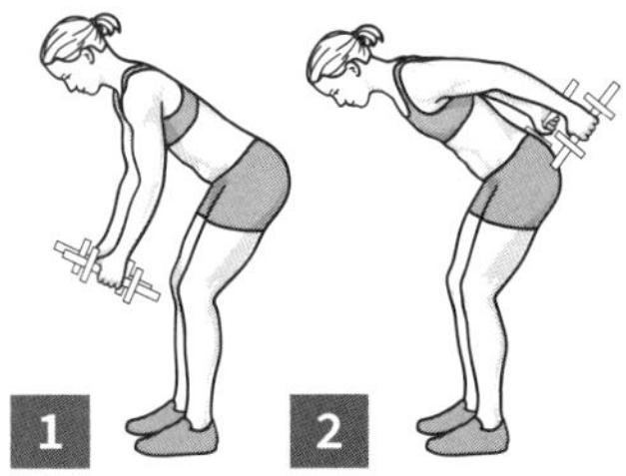

Pull Back

1. Im aufrechten Stand die Füße etwa hüftbreit platzieren, die Knie leicht beugen und den Oberkörper gestreckt nach vorn neigen. Die Hanteln auf Höhe der Oberschenkel vor dem Körper halten, die Arme sind dabei lang und im Ellbogen minimal gebeugt.
2. Mit unverändertem Winkel im Ellbogen die Hanteln seitlich am Oberkörper vorbei nach hinten anheben. Der Oberkörper bleibt lang gestreckt und durch aktive Bauchmuskelspannung gestützt.

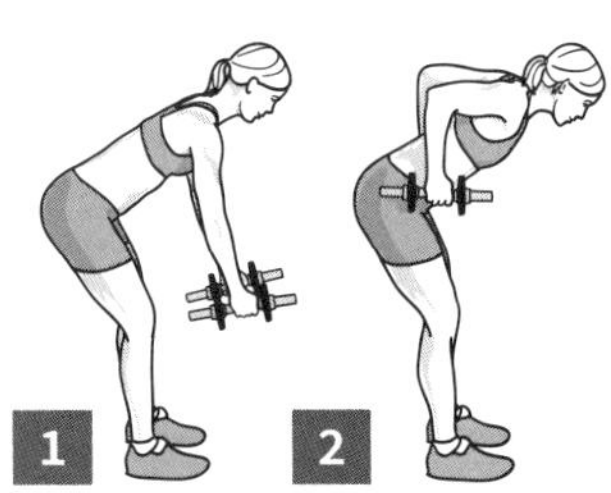

Rudern

1. Im aufrechten Stand die Füße etwa hüftbreit platzieren, die Knie leicht beugen und den Oberkörper gestreckt nach vorn neigen. Die Hanteln auf Höhe der Oberschenkel vor dem Körper halten, die Arme sind dabei lang und die Ellbogen minimal gebeugt.
2. Die Ellbogen anwinkeln und nach hinten oben ziehen, die Hanteln sind in der Endposition etwa auf Hüfthöhe.

Kiste heben

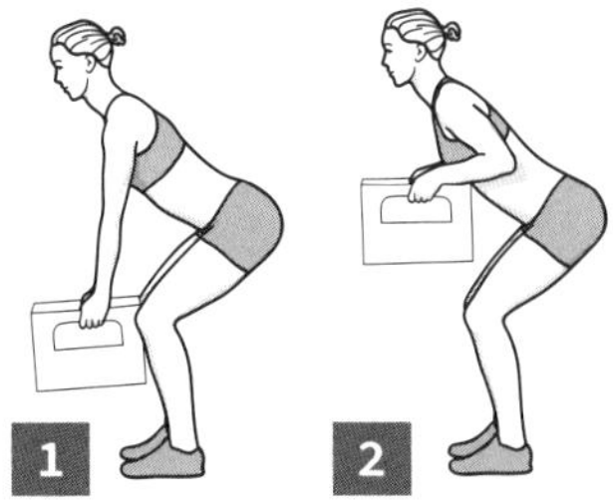

1. Im aufrechten Stand die Füße etwa hüftbreit platzieren, die Knie leicht beugen und den Oberkörper gestreckt nach vorn neigen. Die Kiste greifen und auf Höhe der Knie vor dem Körper halten. Die Bauchmuskeln aktiv anspannen, um den Oberkörper zu stabilisieren.
2. Die Kiste weiter in Richtung Brustbein ziehen. Dabei die Ellbogen beziehungsweise Oberarme seitlich am Körper vorbeiführen. Der Oberkörper bleibt ruhig und stabil. Die Kiste kontrolliert absenken und erneut starten.

Einseitiges Rudern

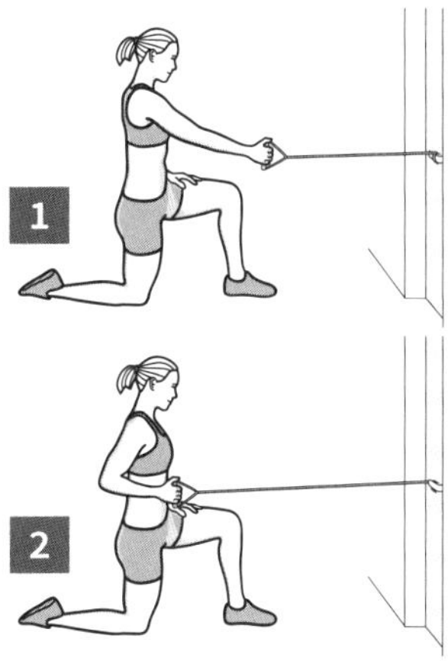

1. Aus dem Kniestand das linke Bein vorn aufstellen. Mit der rechten Hand das Trainingsband halten, das etwa auf Bauchhöhe in Blickrichtung fixiert ist. Den Oberkörper aufrichten und mit Bauch- und Rückenmuskelspannung stabilisieren.
2. Den rechten Arm am Körper vorbei nach hinten ziehen, dabei den Ellbogen anwinkeln und das Band straffen. Der Oberkörper bleibt stabil und dreht nicht mit.

Oberkörperrotation

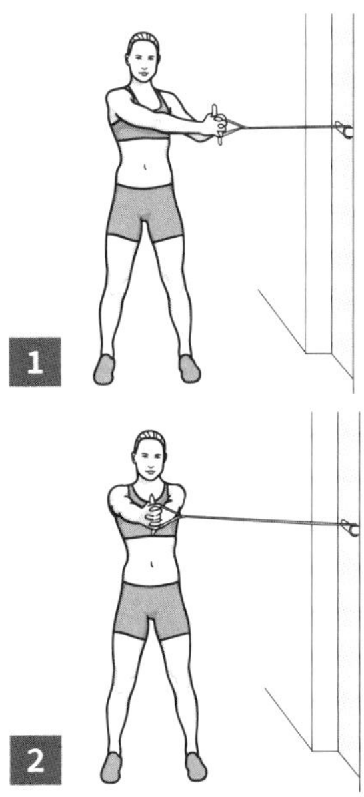

1. Das Trainingsband beispielsweise an einer Türklinke befestigen. Seitlich zur Tür und zum befestigten Trainingsband aufstellen. Das gespannte Band mit beiden Händen halten, den Abstand zur Tür so weit vergrößern, dass das Band straff auf Spannung ist. Die Arme dabei nach vorn etwa auf Brusthöhe ausstrecken.
2. Den Oberkörper zur Tür und wieder zurück in die Ausgangsposition drehen. Die Arme bleiben dabei vor dem Brustkorb ausgestreckt, sodass sie immer gleich ausgerichtet sind.

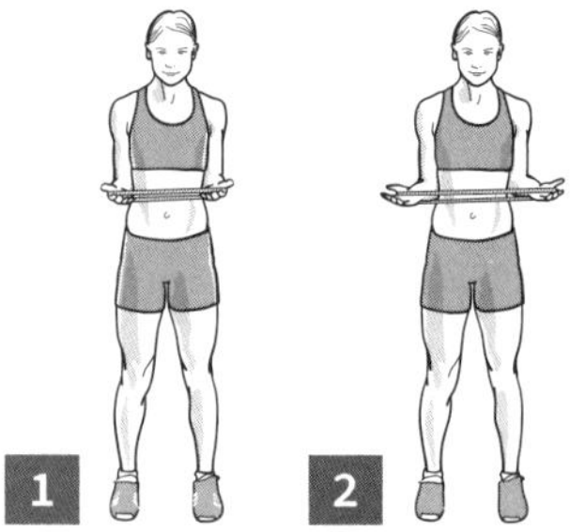

Schulterdreher

1. Das Trainingsband mit beiden Händen vor dem Bauch halten. Die Ellbogen etwa im 90-Grad-Winkel beugen, der Oberkörper bleibt aufgerichtet. Die Oberarme in Kontakt mit dem Oberkörper halten.
2. Beide Schultern nach außen drehen. Dadurch entfernen sich die Unterarme voneinander und spannen das Trainingsband. Wieder zurück in die Ausgangsposition.

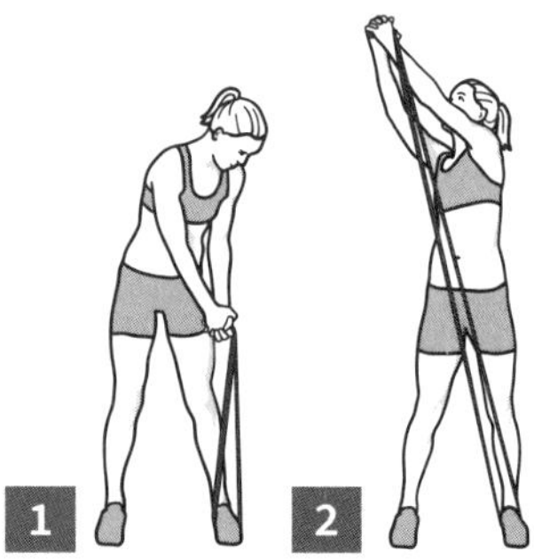

Rückenstrecker

1. Das Trainingsband an beiden Enden mit beiden Händen greifen, sodass sich in der Mitte eine Schlaufe bildet. Mit dem linken Bein in die Schlaufe stellen und so das Band am Boden fixieren. Die Bandendstücke mit beiden Händen neben dem linken Hüftknochen halten.
2. Das Band mit beiden Händen zur Gegenseite diagonal nach rechts oben ziehen, das Band spannt sich dadurch maximal. Der Oberkörper folgt der Armbewegung in einer Drehbewegung mit, während das Becken stabil bleibt. Diese Übung auch auf der anderen Seite durchführen.

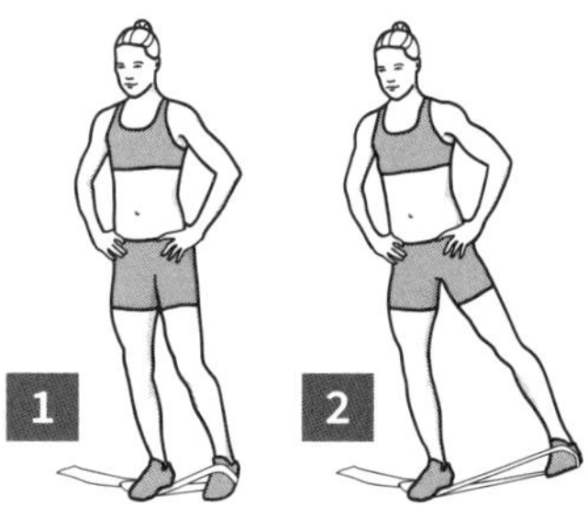

Bein abspreizen

1. Das Band einmal in der Mitte falten. Den linken Fuß in die Schlaufe stellen, mit dem rechten Fuß das Band fixieren.
2. Bauch- und Rückenmuskulatur anspannen, um den Oberkörper stabil zu halten. Das linke Bein seitlich vom Körper wegbewegen, dadurch spannt sich das Band. Kontrolliert wieder in die Ausgangsstellung zurück. Diese Übung auch mit dem anderen Bein durchführen.

Übungen im Sitzen

Beugen und Strecken im Sitzen

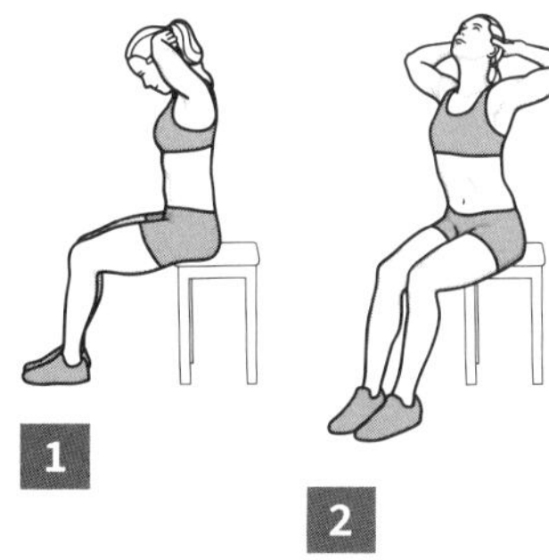

1. Die Hände hinter den Nacken legen und den Oberkörper samt Kopf leicht nach vorne einrollen. Dabei darf im Nacken ein lang gezogenes Gefühl entstehen.
2. Danach Kopf und Nacken nach hinten strecken. Dabei den Brustkorb aufrichten und ebenfalls nach hinten neigen.

Rückenrubbeln

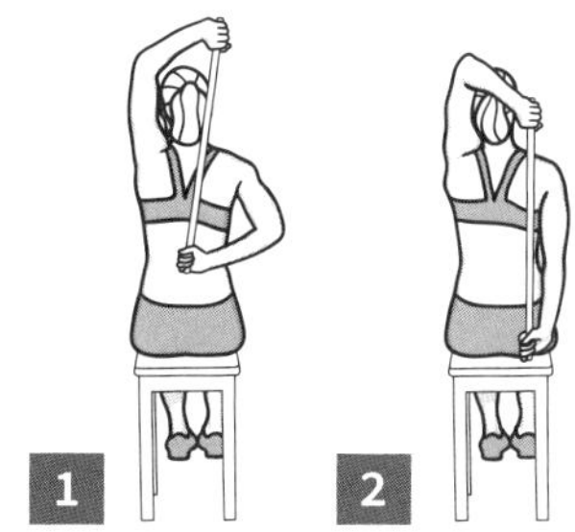

1. Mit dem linken Arm von oben hinter den Kopf und mit dem rechten Arm von unten hinter den Rücken greifen. Mit beiden Händen ein Handtuch oder Seil halten.
2. Das Handtuch über den Rücken nach oben und unten ziehen, wie beim Rücken-trocken-Rubbeln nach dem Duschen. Dabei abwechselnd einen Arm strecken und den anderen beugen. Nach der vorgegebenen Anzahl an Wiederholungen die Hände (oben/unten) wechseln und die Übung wiederholen.

Oberkörperdrehung im Sitzen

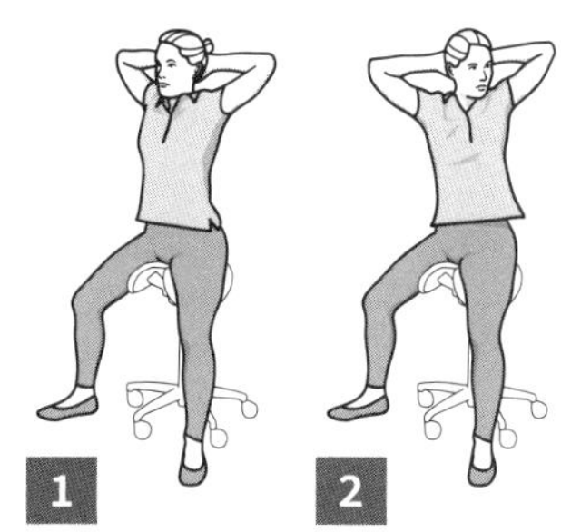

1. Die Hände hinten im Nacken verschränken, die Ellbogen zeigen zu den Seiten. Den Oberkörper aufrichten.
2. Den aufgerichteten Oberkörper abwechselnd nach rechts und links drehen. Dabei bleiben die Ellbogen in derselben Position. In der Endposition auf jeder Seite zur Intensivierung kleine zusätzliche federnde Drehbewegungen, sogenannte Endkontraktionen, durchführen.

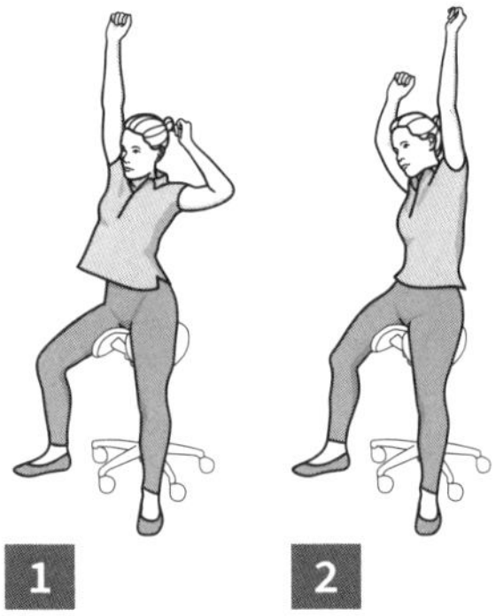

Rekeln

1. Im Sitzen den Oberkörper strecken und aufrichten. Die Füße sind etwas mehr als schulterbreit aufgestellt, die Fußsohlen haben einen flächigen Kontakt zum Boden. Den rechten Arm weit nach oben strecken, während der linke Arm sich beugt.
2. Danach den linken Arm nach oben strecken, der rechte Arm darf sich entspannen. Der Oberkörper darf sich ganz natürlich zu beiden Seiten mitbewegen.

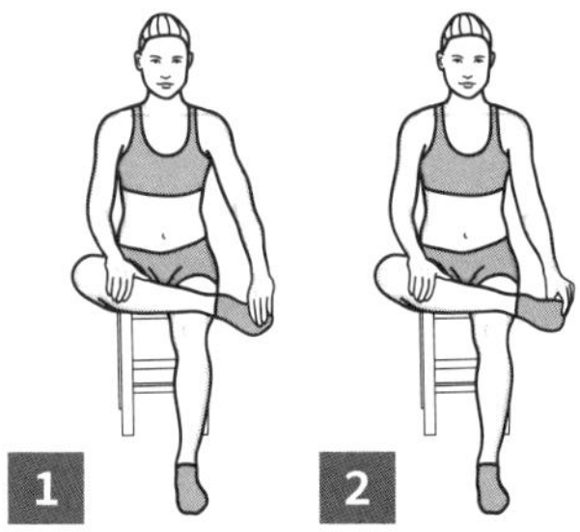

Bein überschlagen

1. Im Sitzen den rechten Fuß auf das linke Knie legen. Mit der rechten Hand das Bein am Schienbein halten und die linke Hand am Fuß platzieren.
2. Mit der rechten Hand nun das linke Knie federnd nach unten drücken, mit der linken Hand den Fuß beugen und die Zehen einrollen und wieder strecken. Danach die Übung mit dem anderen Bein wiederholen.

Übungen mit Handtuch

Inline Skater

1. Im aufrechten Stand den linken Fuß auf einem gefalteten Handtuch platzieren. Die Bauchmuskeln anspannen und die Hände in die Taille stemmen.
2. Das linke Bein auf dem Handtuch nach außen schieben. Der Boden sollte also so glatt sein, dass der Fuß auf dem Handtuch darübergleiten kann. Das Standbein bleibt möglichst gerade. Nach der vorgegebenen Anzahl an Wiederholungen die Seite wechseln.

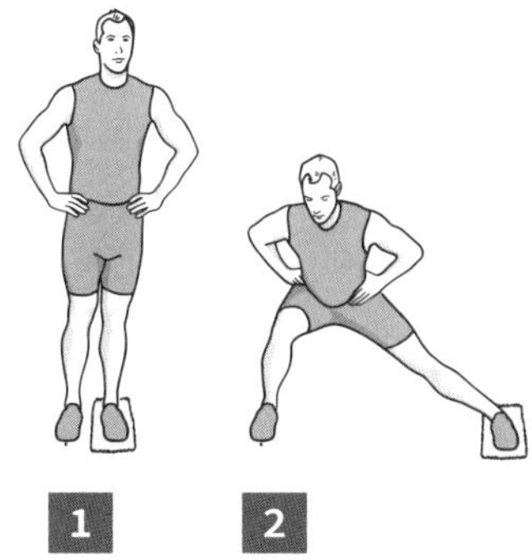

Knierutsche

1. Im Vierfüßlerstand das Handtuch unter den Knien positionieren. Die Hände knapp vor den Schultern aufstützen.
2. Das Handtuch mit beiden Knien nach hinten schieben, sodass der Abstand zu den stützenden Händen größer wird, dann wieder in die Ausgangsposition zurückziehen.

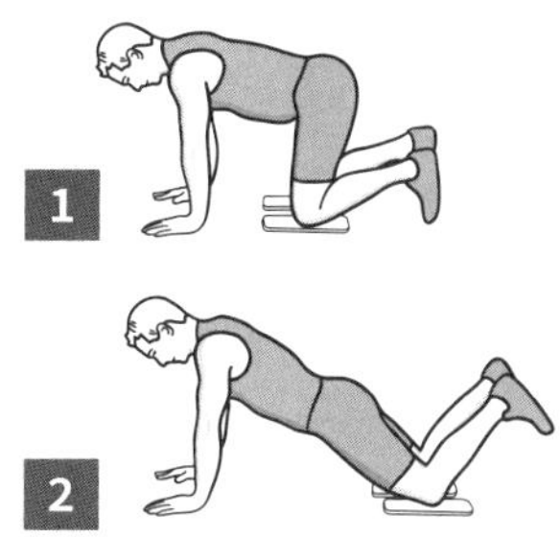

Fußrutsche

1. In der Rückenlage die Beine ausstrecken, unter beiden Fersen ein Handtuch positionieren. Die Arme neben dem Oberkörper ablegen.
2. Beide Beine anziehen und das Handtuch damit so weit wie möglich Richtung Gesäß ziehen. Das Handtuch mit den Fersen langsam und kontrolliert wieder in die Ausgangsposition zurückschieben.

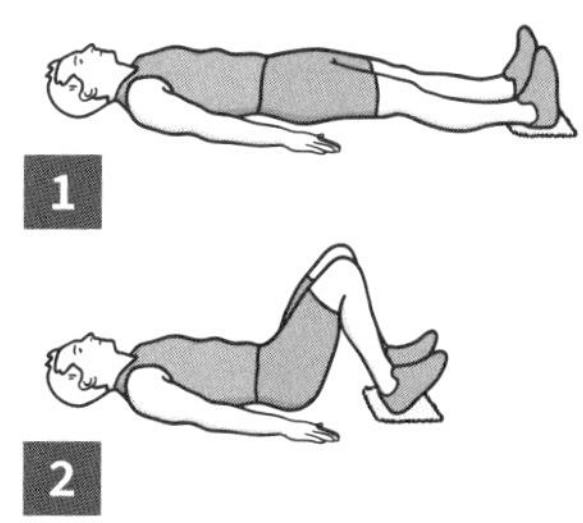

Mountain Climber

1. In der hohen Liegestützposition die Zehen auf Handtüchern platzieren. Rücken- und Bauchmuskeln anspannen, um die Körpermitte zu stabilisieren. Die Ellbogen nicht komplett durchstrecken.
2. Die Beine abwechselnd nach vorn unter den Brustkorb ziehen. Die Füße rutschen mit den Handtüchern auf dem Boden vor und zurück.

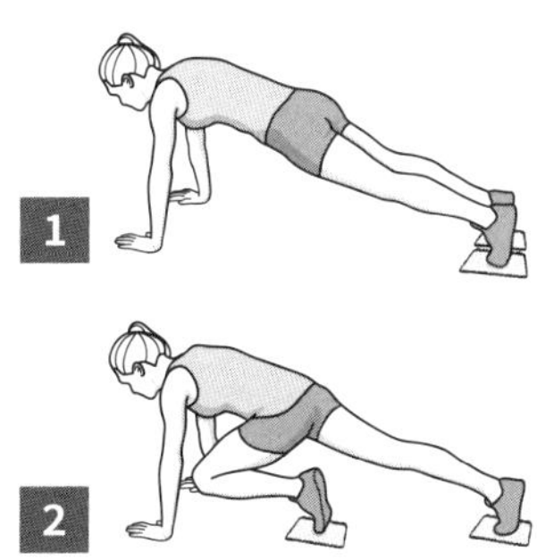

Übungen für die Körpermitte

Seit-Crunch

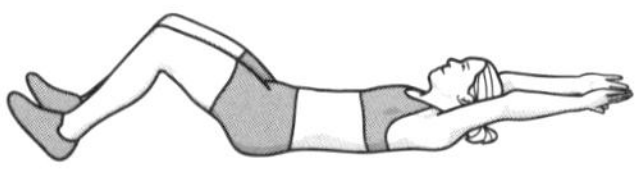

1

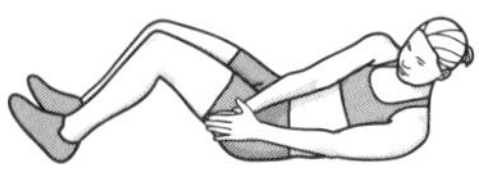

2

1. In der Rückenlage die Beine anwinkeln und die Fersen aufstellen. Die Arme über den Kopf strecken und die Hände greifen.
2. Den Oberkörper aus der Kraft der Bauchmuskeln anheben. Dabei die Arme anheben und seitlich am Bein vorbei in Richtung Füße ziehen, abwechselnd einmal zur linken und einmal zur rechten Seite. Der gesamte Oberkörper dreht sich dabei jeweils mit zur Seite. Den Oberkörper nur so weit anheben, dass sich ein Schulterblatt vom Boden abhebt. Das zweite Schulterblatt darf liegen bleiben.

Bauchhebel

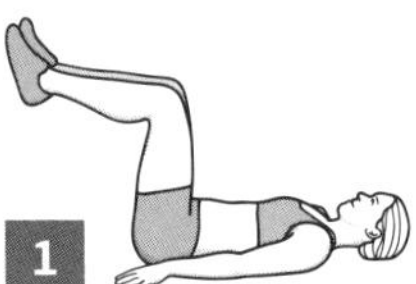

1

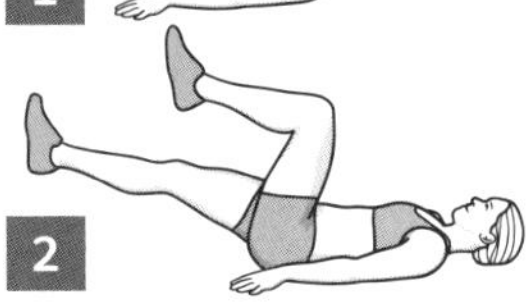

2

1. In der Rückenlage die Beine angewinkelt anheben. Dabei sind Hüfte und Knie etwa 90 Grad gebeugt. Die Arme liegen seitlich neben dem Oberkörper am Boden.
2. Abwechselnd ein Bein nach vorn ausstrecken, aber nicht komplett ablegen. Die Ferse bleibt knapp über dem Boden.

Plank

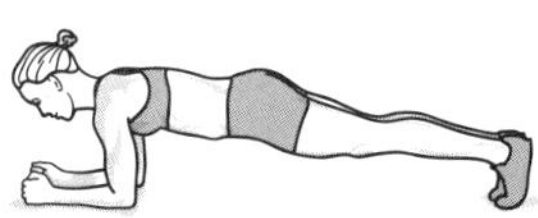

1

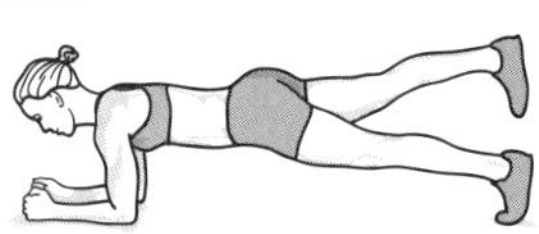

2

1. In der Bauchlage Unterarme, Ellbogen und Zehenspitzen aufstellen. Die Unterarme fest in den Boden drücken und den gesamten Körper anheben. Der Rücken hängt nicht durch, sondern bleibt lang, der gesamte Körper ist in einer Linie.
2. Abwechselnd ein Bein gestreckt anheben, möglichst ohne den Oberkörper dabei zu bewegen.

Hinweis: Wenn die Plank-Position zu anstrengend ist, die Körpermitte lieber etwas weiter nach oben drücken und »eine kleine Brücke bauen«.

Spiderman

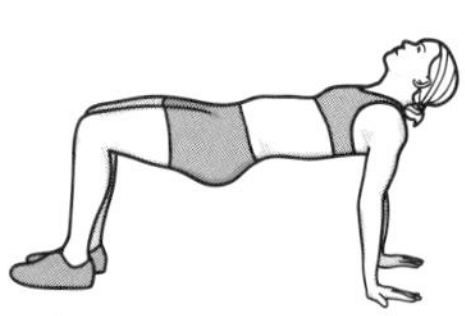

1

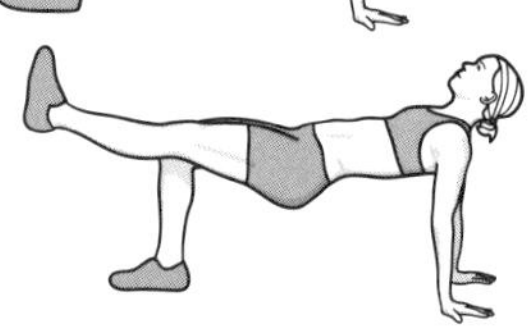

2

1. Im Sitzen mit den Händen hinter dem Gesäß abstützen. Die Hüfte anheben und nach oben schieben, bis Oberkörper und Oberschenkel nahezu auf derselben Höhe sind.
2. Abwechselnd ein Bein nach vorn anheben und ausstrecken, möglichst ohne den Oberkörper dabei zu bewegen.

Bridging

1. In der Rückenlage die Füße aufstellen, die Knie sind etwa 90 Grad angewinkelt. Das Becken anheben, sodass Oberkörper und Oberschenkel in einer Linie verlaufen.
2. Abwechselnd ein Bein ausstrecken, sodass Oberkörper, Becken und Oberschenkel beziehungsweise das ganze Bein in einer Linie liegen.
3. Das angehobene Bein weiter nach oben führen, bis es in Richtung Decke zeigt. Dabei darf das Kniegelenk leicht gebeugt werden.

Hinweis: Die Hände können das Becken stützen, alternativ die Arme seitlich des Oberkörpers am Boden ablegen.

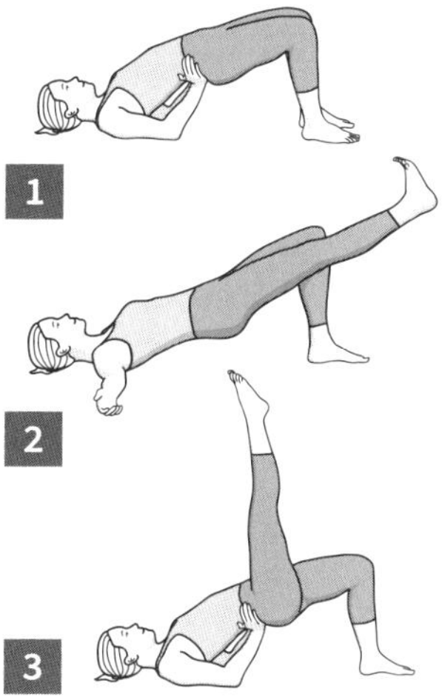

Wechselsprünge

1. In einer Schrittposition das rechte Bein vorn platzieren. Die Knie beugen, um Schwung zu holen.
2. Vom Boden abspringen und dabei das linke Bein nach vorn und das rechte Bein nach hinten bewegen.
3. In Schrittstellung mit dem linken Bein vorn landen, dabei die Position mit dem Oberkörper stabilisieren. Beim Landen die Knie gleich wieder beugen, um die Bewegung abzufedern und Schwung für den nächsten Sprung zu holen. Springend erneut die Schrittstellung wechseln.

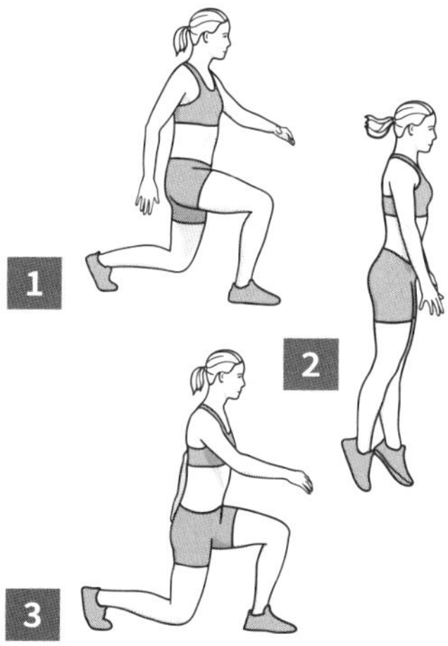

Plank Turn

1. In der Bauchlage Unterarme, Ellbogen und die Zehenspitzen aufstellen. Die Unterarme fest in den Boden drücken und den Körper anheben. Den Rücken nicht durchhängen lassen, der Körper ist in einer Linie parallel zum Boden.
2. Den linken Unterarm vom Boden lösen, den Oberkörper nach links drehen und den linken Arm zur Decke strecken. Beide Beine liegen nun aufeinander, Oberkörper und Oberschenkel stehen in einer geraden Linie im Unterarm-Seitstütz. Hier auch den stützenden Unterarm um 90 Grad mitdrehen. Zurück in die Mitte kommen und wiederholen. Nach der vorgegebenen Anzahl an Wiederholungen zur anderen Seite drehen.

Hinweis: Wenn die Plank-Position zu anstrengend ist, die Körpermitte lieber etwas weiter nach oben drücken und »eine kleine Brücke bauen«.

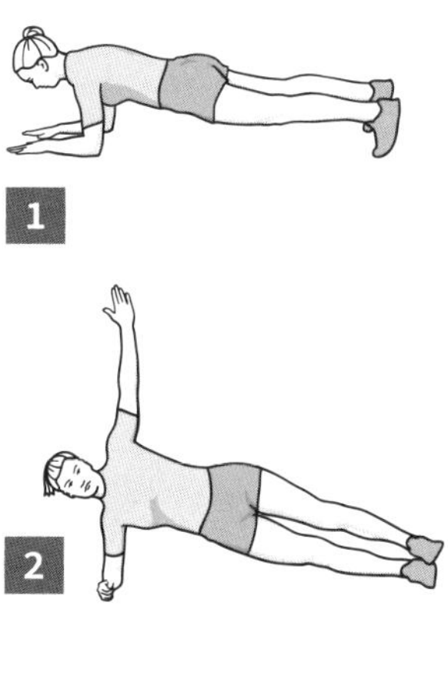

1
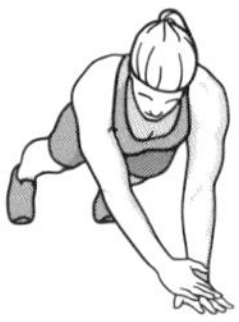

2
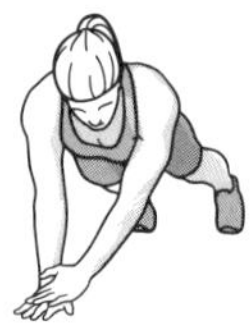

Tapping Hands in der Liegestützposition

1. Auf Hände und Füße in der hohen Liegestützposition aufstützen. Die Füße sind hüft- bis schulterbreit geöffnet. Die rechte Hand lösen und damit die linke Hand kurz berühren, dann wieder zurücksetzen.
2. Anschließend die linke Hand lösen und damit die rechte Hand berühren. Abwechselnd fortfahren. Den Rücken nicht durchhängen lassen, der Körper bleibt in einer Linie.

Hinweis: Wenn die Position zu anstrengend ist, die Körpermitte lieber etwas weiter nach oben drücken und »eine kleine Brücke bauen«. Alternativ die Knie am Boden ablegen.

1
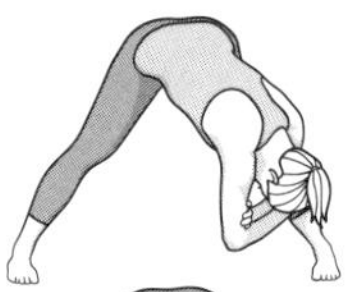

2
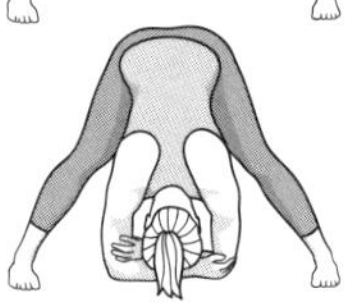

3
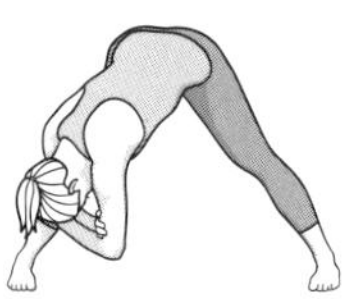

Hangin' around

1. Im Stand die Beine grätschen und den Oberkörper nach vorn unten absenken. Dabei können die Ellbogen gebeugt oder auch gestreckt sein. Den Oberkörper möglichst entspannt »baumeln« lassen.
2. Den Oberkörper zum linken Oberschenkel bewegen, kurz halten und wieder zurück in die Mitte kommen.
3. Den Oberkörper zum rechten Oberschenkel bewegen, auch dort kurz halten und kontrolliert wieder zurück in die Mitte pendeln.

1
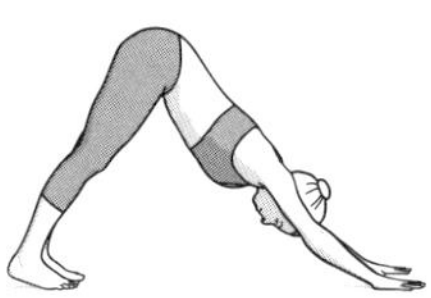

2
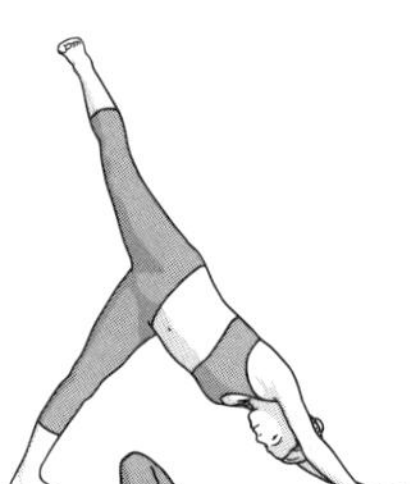

3
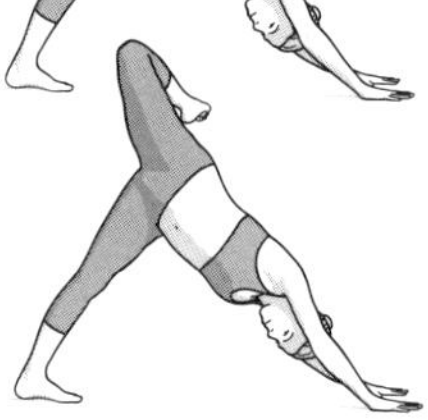

Twist

1. Aus dem Vierfüßlerstand die Knie anheben und das Gesäß nach oben schieben. Die Hüfte ist etwa im 90-Grad-Winkel gebeugt. Die Ellbogen müssen nicht ganz gestreckt werden.
2. Das linke Bein lösen, nach hinten anheben und nach oben zur Decke strecken.
3. Das Kniegelenk beugen und den Unterschenkel hinter den Oberkörper beziehungsweise hinter das Becken führen. Das Bein wieder auf dem Boden aufstellen, eventuell die Knie ablegen und den Oberkörper kurz aufrichten. Nach der vorgegebenen Anzahl an Wiederholungen die Übung mit dem anderen Bein ausführen.

Übungen mit der Faszienrolle

Thorax-Rollout liegend

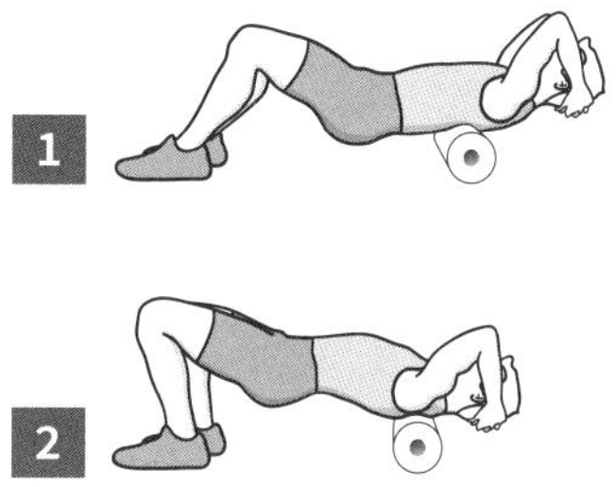

1. In Rückenlage die Füße aufstellen, die Rolle unter der Brustwirbelsäule und den Rippen (Thorax) positionieren.
2. Den Oberkörper über die Rolle nach unten schieben und den Rücken im Brustwirbel-Rippen-Bereich ausrollen. Den Oberkörper über die Rolle nach oben und unten bewegen.

Hinweis: Die Hände am Hinterkopf anlegen oder über Kreuz auf den Brustkorb legen.

Thorax-Rollout stehend

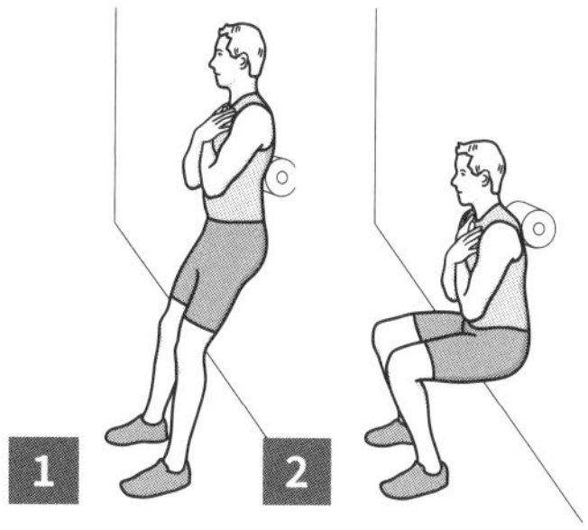

1. Mit dem Rücken vor eine Wand stellen. Die Rolle auf Höhe der Brustwirbelsäule zwischen Rücken und Wand positionieren.
2. Die Knie beugen, dabei bewegt sich die Rolle am Rücken nach oben, die Beine wieder strecken, sodass die Rolle wieder am unteren Ende des Brustkorbs anlangt, und auf diese Weise den Rücken in beiden Richtungen ausrollen.

Unterschenkel-Rollout

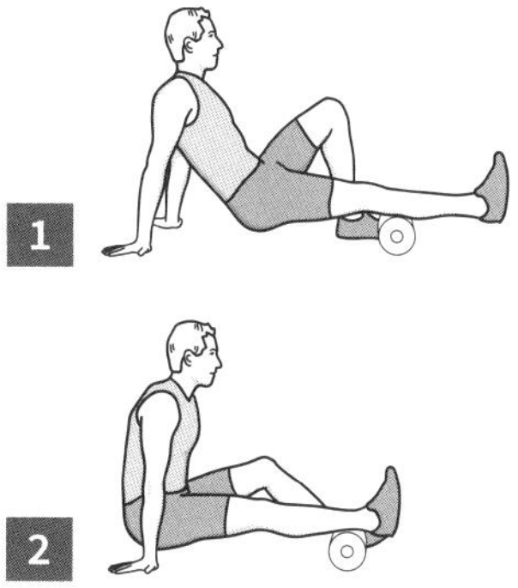

1. Die Faszienrolle im Sitzen unter die Wade knapp unterhalb der Kniekehle positionieren. Mit den Händen hinter dem Gesäß abstützen und das Becken anheben.
2. Den Körper über die Rolle nach hinten ziehen. So bewegt sich die Rolle über die Wade zur Ferse. Dann den Körper wieder nach vorn schieben, damit sich die Rolle wieder zurückbewegt.

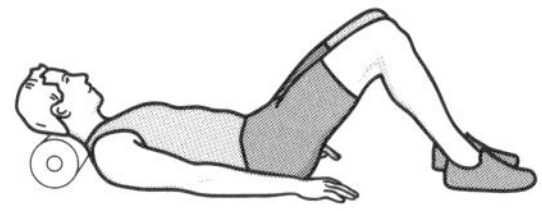

1

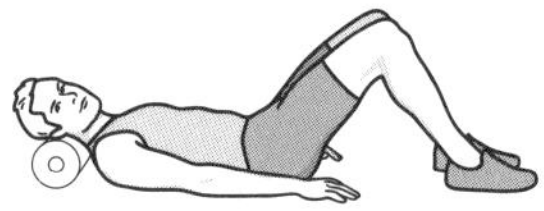

2

Nacken-Rollout

1. In der Rückenlage die Füße aufstellen. Die Faszienrolle unter dem Nacken positionieren. Wird der Kopf dabei zu stark nach oben gedrückt, den Oberkörper mit Decken oder Kissen unterlagern.
2. Den Kopf langsam und kontrolliert auf der Rolle nach rechts und links drehen. So wird der Nacken in der Breite massiert. Durch vermehrte Beugung oder Streckung des Nackens – Kinn mehr zur Brust oder von der Brust weg bewegen – können verschiedene Nackenlinien ausgerollt werden.

Hinweis: Die Beine können auch ausgestreckt werden.

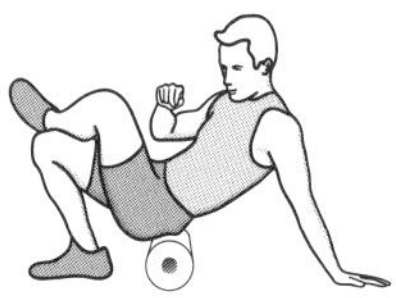

1

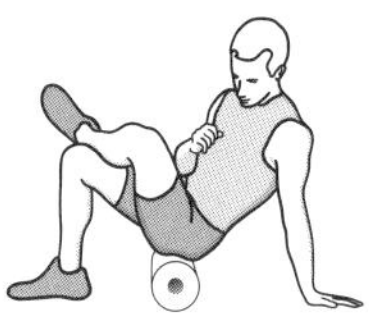

2

Gesäß-Rollout

1. Auf die Faszienrolle setzen – die Rolle ist auf Höhe des Kreuzbeins. Einen Fuß auf dem gegenüberliegenden Knie ablegen.
2. Das Gesäß über die Rolle nach hinten schieben, bis die Rolle am Sitzbeinhöcker (Sitzknochen) angekommen ist. Die Seite wechseln und das andere Bein auf das gegenüberliegende Knie legen und dieselbe Bewegung wiederholen.

Hinweis: Wenn die Übung zu intensiv ist, dann beide Füße am Boden abstellen und das Gesäß über die gesamte Breite ausrollen.

Faszienübungen mit Ball

Fußsohlen-Rollout

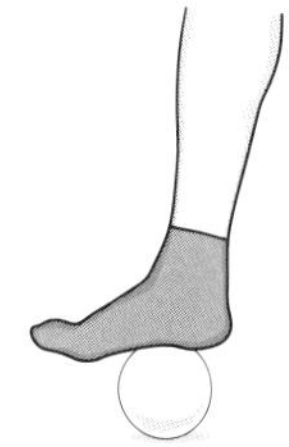

Die Fußsohle auf dem Faszienball oder einem Tennisball positionieren und von der Ferse bis zu den Zehen ausrollen. Dabei kann die Fußsohle auch vermehrt an der Außen- oder Innenseite bearbeitet werden. Diese Übung kann im Sitzen oder auch im Stehen durchgeführt werden.

Waden-Release

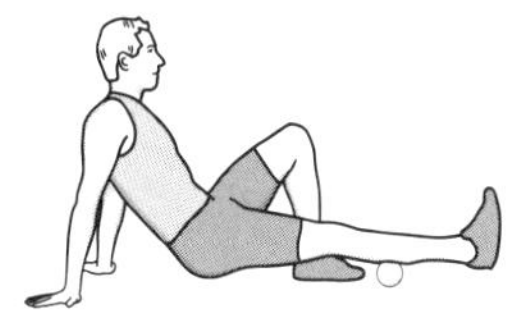

Den Ball unter der Wade am Muskelbauch an der schmerzhaftesten Stelle positionieren. Mit dem Unterschenkel kleine Bewegungen nach rechts, links oder auch Drehbewegungen ausführen. Auch Fußbewegungen – den Fußrücken nach oben ziehen oder die Zehen lang strecken – sind hilfreich. Den Druckpunkt so lange halten, bis sich der Schmerz reduziert oder ganz verschwindet, maximal jedoch bis zu 120 Sekunden. Dann zur anderen Wade wechseln.

Thorax- und Schulter-Release

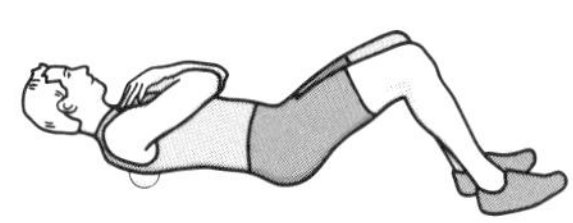

Mit dem Oberkörper auf den Ball liegen. Den Ball dabei zwischen Schulterblatt und Wirbelsäule positionieren. Die Beine strecken oder die Füße in einem bequemen Abstand aufstellen. Mit tiefen Atemzügen sowie kleinen Bewegungen der Arme oder des Brustkorbes kann der Druckpunkt beeinflusst werden. Den Druckpunkt so lange an einer Stelle halten, bis sich der Schmerz reduziert oder ganz verschwindet, maximal jedoch bis zu 120 Sekunden. Diese Übung auf beiden Seiten der Wirbelsäule ausführen.

Leisten-Release

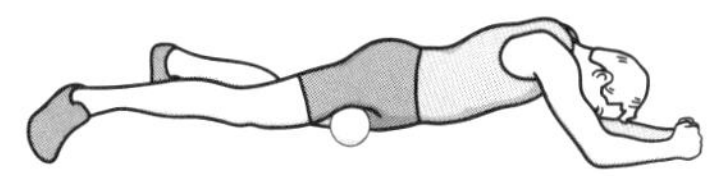

Den Ball in der Bauchlage unter der Leiste an der Oberschenkelvorderseite positionieren. Durch Beugen und Strecken des Kniegelenkes kann der Druck verändert und beeinflusst werden. Den Druckpunkt so lange halten, bis sich der Schmerz reduziert oder ganz verschwindet, maximal jedoch bis zu 120 Sekunden. Dann zur anderen Leiste wechseln.

Übungsregister